U0242577

中医的脚印

王宏才◉著

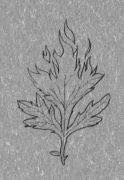

世界图书出版公司

西安 北京 上海 广州

图书在版编目（CIP）数据

中医的脚印／王宏才著. —西安：世界图书出版西安
有限公司,2017.3(2022.10 重印)
ISBN 978－7－5192－2251－2

Ⅰ．①中…　Ⅱ．①王…　Ⅲ．①中国医药学—文
化—普及读物　Ⅳ．①R2－05

中国版本图书馆 CIP 数据核字(2017)第 001512 号

书　　名	中医的脚印	
	Zhongyi de Jiaoyin	
著　　者	王宏才	
责任编辑	马可为	
出版发行	世界图书出版西安有限公司	
地　　址	西安市北大街 85 号	
邮　　编	710003	
电　　话	029－87214941　87233647(市场营销部)	
	029－87234767(总编室)	
网　　址	http://www.wpcxa.com	
邮　　箱	xast@ wpcxa.com	
经　　销	新华书店	
印　　刷	西安建明工贸有限责任公司	
开　　本	787mm×1092mm　　1/16	
印　　张	12.25	
字　　数	120 千字	
版次印次	2017 年 3 月第 1 版　2022 年 10 月第 4 次印刷	
国际书号	ISBN 978－7－5192－2251－2	
定　　价	46.00 元	

☆如有印装错误,请寄回本公司更换☆

致 献

谨以本书献给我的启蒙老师、我的父亲王发祥，国医大师郭诚杰教授，国医大师程莘农院士。

随着时间的流逝，凝固在他们身上的不同特质和为学之道深深影响着我，并以此混合出我继续向前的动力和灵感……

沿着中医的脚印探寻生命的逻辑

从立志做医生的时候起，我就爱问为什么。受家庭影响，我很早就跟随家父临床习证。我记得自己问的第一个问题是：为什么看病要看病人的舌头？家父说：因为中医讲"心开窍于舌"。我又问：为什么心开窍于舌？他说：心和舌有经络相连。当我接着问的时候父亲不再作答。我母亲说，最后的问题只能问上帝了。于是，我在《内经》和《圣经》中间游荡了好多年。后来学了点西医，跟学中医一样，我们都说不清楚那最后一个为什么。我们都经历了从知识崇拜、无所不治的肤浅狂妄，到迷茫的认识困惑。最后发现，就像任何文明都有盲点一样，任何医学都有缺陷。我不敢妄谈明天的医学会是什么样的，只想揭示什么样的昨天造就了我们的今天；我也不敢妄谈历史，所以这本书称为"脚印"，拂去脚印上的尘土，留下的都是人类的生存智慧。

在人类探索生命的旅途中上演了两场大戏——中医和西医。从张仲景和盖仑出场到现在，我们以为会看到"王者无敌"，但一直却上演着"寒战"。从细菌学、病毒学、抗生素的发现，到分子生物学、基因组学，再到系统生物学、精准医学，现代医学的每一次新秀出场，都赚足了掌声。相对于西医，中医自卑的西化或是江湖术士般的标新立异，似乎在向着悲剧的方向发展。当然，悲剧也会有迎合的掌声。

有一种美好的愿望是把中西医有机地结合在一起。19世纪上半叶，英国医生合信等来华传教时用中医的五个术语——心、肝、脾、肺、肾——翻译了西医那五个看得见的器官Heart、Liver、Spleen、Lung、Kidney，从此，中西医开始了第一次结合。第一次总是美好的，充满了理想和期待，我们希望"心"和"Heart"这两颗心能统一起来。然而，将近二百年过去了，两个不同语境下的五脏不但没有走到一起，反而误会和冲突愈演愈烈。当中医大夫说你"肾虚"的时候，西医大夫拿着你健全的肾功能检查报告，可能还会引用鲁迅的一句话——"中医是有意无意的骗子"。

西医的五脏和中医的五脏原本是毫不相干的东西，如果一定要把它们并论，那可能是场无休止的战争。就像"茶"与"咖啡"要分出哪个更好，一定是仁者见仁，智者见智。

中医的五脏因通向宇宙而博大，因内舍精神而玄奥。为什么"心藏神""肝主疏泄"，为什么"肾开窍于耳"，为什么我们有一个"悲伤的肺"，等等，这些问题对一个中医人来说也许不是什么问题，一部《黄帝内经》就可以讲清楚。但是，这仍然满足不了我们的好奇心。我们缺一部《黄帝内经前传》来诠释《黄帝内经》中问题背后的为什么。中医能够跨越两千年，并能穿透不同的文化背景让人们关注它，是因为它的一些命题始终吸引着我们的想象力，它与生命中最原本的一些逻辑相关。有生命就有神，神演绎了各种各样的文化，文化又影响着生命（包括物理结构和化学反应）的构建，这是我愿意去相信的生命进化论，所以，那些充满了文化气息的医学理论越来越吸引人们的注意力。有文化就容易体验，中医就是在人们感知自然和自己的过程中形成的医学，其中文化一直在影响着中医的进化。中医是维护健康及改善身心疾病的理论、信仰、经验与技能的一种总和。本书中"五脏的边界"试图结合进化、文化和医话来解释和欣赏中医五脏理论中的一些精彩片段，可能超出了传统逻辑，但是一种尝试。我希望，即便做不到"有理而奇"，也要"无理而妙"。因为生命更多的是"无理"，"有理"的东西是科学家的事。

经络是针灸理论中最纠结的一个核心问题，有多少执着的研究者为了揭示它的实质奉献了自己的青春和一生。虽然现在敢研究经络实质的人越来越少了，但拥有恒久魅力的经络，始终令不少人割舍不下。十二条经脉走向的对称美与十二对脑神经的对称分布，虽然不敢放在同一个进化曲线中来对比，但是这种巧合或许有大自然法则的某种隐喻。对称蜿蜒的经络串起了我们祖先认识自己和大自然的轨迹，在这一过程中凝结了人类伟大的智慧和愿望。有一种相连就叫"经络"，它把不同的部位、相关的功能紧紧相连，只要是我们的想象力能到的地方，经络就可以有形或无形地把它们联系起来。这是一种"实线"，抑或是一种"虚线"，不论是哪一种线，经络都承载了人们对人体活动的原始感知和思想。有人用互联网虚拟的力量来比喻经络的价值，这是互联网时代的脚注，不一定能满足实证主义者的要求；但站在实用主义的立场上，我们完全可以为经络这一历史发明而自豪。书中"为什么会有经络"一章把我们带回那个洪荒的时代，探寻经络一路走来的脚印。

在天圣铜人的躯体上标注了354个穴位，那是北宋天圣五年（1027）宋仁宗诏命翰林医官王惟一的历史杰作。后来明英宗于正统八年（1443）下令仿制了这尊铜人。"天圣"和"正统"是两个多么高大上的名称，又碰巧地定义了一个铜人，足显了那354个穴位的权威性。人身上到底有多少个穴位，据说人们最早知道的只有一个"百会"穴，后来在《黄帝内经》中发展到160个，到了公元259年发展到349个，天圣铜人记载了354个，1817年我们看到的经典穴位是361个。一提到发展，似乎都是一种进步，穴位的发展成本很低，只要敢想敢做，就会有一个新穴的诞生。《针灸经外奇穴图谱》中收集的穴位有1595个，更有一份未发表的资料统计，在区区约1.8平方米的人体上，竟然有1万多个穴位。这个现象只能说明要么全身到处都是穴位，要么穴位的发展充满了荒诞。一些穴位的创新和一些所谓"绝技"的创新一样，充其量只是一种江湖式的表演。穴位有它自身的特点，但并没有我们想象的那么多。我相信在人体的表面，一定有一些特殊的部位，在那里蕴藏了一些我们知道或不知道的神秘功能；我还相信，那些具有特殊作用的穴位，上帝会隐晦地标示给我们，也许在文化中，也许在进化中。总之，通过本书"神奇的穴位"一章中讲述的3个穴位，我们依稀能看见埋藏在其中的穴"道"。

我们一直在寻找一种包治百病的灵丹妙药，也不时听到有人宣称发明或快要发明了这种东西，然而，至今所有的事实证明，我们的这个愿望只是虚妄。我们还希望有一种放之四海而皆准的方法，它简单没有副作用，像魔法师神奇的手，只要放在那里，病痛就消除了。方法一定会有，否则我们枉费了250万年艰辛进化出来的1000亿个脑细胞。但是，要达到魔法师神手一样的效果，只有在神话或童话中去寻找了。我们只能在神奇和平淡的中间盘旋，就像我们只能在太阳所给予的能量中转化一样。万物生长靠太阳，在追寻阳光的历史长河中，我们发现了一种植物，叫"艾草"，它照亮了古老而又时尚的健康之路，它简单、安全，符合卫生经济学的观点。但是，艾草为什么能防治疾病，我们一直回旋在祛寒除湿、温经通络的注解里。其实，生命是太阳照耀出来的，艾草是阳光的火捻，本书开篇"大艾无疆"跳出老套的思维模式，从阳光和热，生命和艾灸的源头，以及艾灸向西方传播的传奇故事中，领略艾灸的价值。

对于人类来讲，最想知道而又一直没弄清楚的问题就是世界是从哪里来的，又要到哪里去。按照天文学家和宇宙学家勒梅特的说法，世界是由 140 亿年前那场宇宙大爆炸形成的。我们一直认为科学可以告诉我们一切，但是我们遇到的问题是，科学家讲清了一个问题的时候，后面又多了十个为什么。我们的困惑是从视野的开阔开始的，听说量子力学可能颠覆这个世界的物质基础，意识真的决定存在吗？世界太诡异了，天天都有挑战常理的事出现。大脑在不断地想突破 1000 亿个细胞的极限，把人类的想象力拓展到无极限。于是有了科学家、哲学家、艺术家这样的群体，然而这群高贵的精英们犯了一个共同的错误，就是试图用语言说清那些不可能说清楚的问题。当分子、原子、夸克被无限地分割下去后，最后的东西是什么？是能量？是信息？是光？是概念？还是……我们真想知道它是什么东西，我们倾尽智慧在描述这个东西。在这个过程中，出现了许多的人，发生了许多的事，我们摘取了一颗迷人的果实——气。气的朦胧是为了让人感觉到她很美，气的谜团是为了留给人想象的空间。气，一个抽象而又实在的东西，一个物质与功能兼属的东西，要说清楚她亦难亦易，管子"其细无内，其大无外"的概括是哲学的最高境界，我能够想象的语言是："气是无形的，但有能量；就像目光是无形的，但有力量。""气的谜团"一章讲述的就是这样一个从自然之气到身体之气的过程。

沿着历史的脚印回溯，突然觉得现在的大雅竟是脱胎于曾经的大俗：我们发现巫师曾经是多么高尚的职业，理发师曾经是多么高明的医生。理发店里那红、蓝、白相间的标志，原来是放血疗法的广告。理发师的剃头刀原来可以作为放血工具，在这一过程中，诞生了外科学之父——法国理发师帕雷。托马斯·威克利创立的著名医学期刊 *Lancet*(《柳叶刀》) 就取名于这个放血工具。这是我们熟悉的一段放血故事。在这个故事之前的三千年，放血疗法几乎同时出现在了地球上有大河文明的地方。从底格里斯河到尼罗河，从恒河到黄河，我们都能找到放血疗法的足迹。放血疗法在西方曾经历了像血液一样火红的历史，如今它退出了主流医学的舞台，它的兴衰或许缘于盖仑说了一句错误的名言——"血是人体产生的，经常过剩"。西方的放血疗法用的是刀子，常常要切开静脉，或许还要"血流成河"；然而，中医的放血用的是针，刺的是络，因为岐伯说：血是十分宝贵的，一滴血，一滴精。同样是放血，放出了不同的理念，也放出了不同的命运。本书"放血疗法三千年"一章展现的就是这样一段历史。

人类留下的每一个脚印，都连带着许多生存故事。生存首先是生命的延续。

为了生命的延续，古人把生存故事变成了生命智慧。东方的茶和西方的咖啡是最有创造力的保健发明。茶和咖啡里的咖啡因原本是用来兴奋中枢神经的物质，但在东方的茶道和西方的咖啡文化里都是用来平静心情的道具。我一直相信，只要是人创造出来的东西，都与文化相关；文化中有科学的种子，科学中有文化的归宿；医学和健康更应该是与文化、与人文精神紧密相连的学问。疾病是人类生命的一种自然选择方式，是人类延续不可缺少的伴侣。疾病进入人的视野后，有了不同的看法，有了不同的分类和应对方法。《中医的脚印》试图分享的是中医对待生命、对待健康的一些逻辑。这本书看起来是不太连贯的脚印，实际上关乎治病，也关乎养生。

当然，我们也经常发现，追求真理实在是一件非常"奢侈"的事情；但在这一过程中我们得到了一种享受，那就是"得不到的永远是最好的"。本书基本是根据笔者的一些随笔、札记撰成，可能文字跳跃，没有章法，所以不敢教化，算是自娱自乐，抑或为共鸣者分享，更冀望于抛砖引玉。

最后，我要感谢马可为女士，她原来是一位临床医生，后来做了出版人，她出色的建议为本书增色不少。我还要感谢年轻的画家王子文，他用很短的时间为本书配了很有意境的插图。感谢所有关心和帮助本书出版的朋友们。

能结识中国中医科学院的王宏才教授，并为他的作品担任责任编辑，这是我的幸运。

　　第一次见到王宏才教授，觉得他不太像我想象中的"中医"专家，因为他很"洋气"。随后，我阅读他发来的书稿，很快就被目录中的一句话——"气是无形的，但有能量；就像目光是无形的，但有力量"——震撼到了！中医中的"气"始终是一个让学西医出身的我感到非常困惑的概念。"气"究竟是一个怎样的存在，对于习惯了以化验单、影像片这些看得到的证据为思维基础的西医而言，它显然过于抽象且难以理解，因此，这么多年来，每次听到中医里"气"这个词，都是从我脑中一滑而过，了无痕迹。此番看到王宏才教授对"气"的诠释，我仿佛一下子被一种力量击中了，醍醐灌顶，茅塞顿开，不必言明，却完全意会，真是痛快！他的这句话大气磅礴、功力深厚，传递出了他对中医的情感、思考、执着、信念，让我对这部书稿肃然起敬!

客观地讲,这么多年来,虽然我们口头上一直在说中医是祖国的瑰宝,是国粹;但与西医相比,很多人都未曾平视过。即便2015年屠呦呦获得诺贝尔奖为中医狠狠扳回了一局,但很快就有人说,青蒿素的贡献也不能算是中医的胜利。想起西医刚刚进入中国不久,梁启超先生因肾病在北京协和医院被切错了一侧肾脏,可是为了不影响西医在中国的推广,梁先生对这次事故没有任何谴责,依然积极为西医呐喊。而中医护佑了中华民族几千年,却一直遭到非议。

以前,我对中医也有一种陌生感和疏离感,原因不外乎是来自西医的优越感和对西医的绝对自信。西医所说的每句话、每个理论都有证据,或细胞,或分子,或基因,我们已习惯于西医的明明白白;而中医呢?就像我刚才说的"气",谁能告诉我"气"在哪里?既然说不清在哪里,让我怎么相信呢?这就是我原来的认知。相信很多人可能和我一样吧。

第一遍读了王宏才教授的书稿后,我竟有种发自内心向中医说声道歉的冲动。我们的先辈是怎样在原始荒芜的毫无现代科研手段的情况下,一点点凝聚出了如此令人惊诧的智慧?我们一代代人受益于此,而现在的我们又怎能如此自大地忽视这一切!

王宏才教授出身中医世家,在中医领域研习多年,他不断学习着中医,实践着中医,感悟着中医,思考着中医,热爱着中医。《中医的脚印》是厚积薄发之作,是他情感的表达,更是他智慧的升华。他没有刻意去为中医做激昂的辩解,而是客观冷静又不乏幽默地讲述着中医里那些核心的道理。他沿着中医在历史长河中留下的串串脚印,细腻地探寻生命与健康的逻辑。在西医主导的现实世界里,自信地唱出了一首中医的"欢乐颂"!

"大艾无疆""神奇的穴位""为什么会有经络""气的谜团"

"五脏的边界""放血疗法三千年"，仅从这些标题看，就足以让普通的读者兴趣盎然。而书中对中医核心元素的历史探究、发展脉络、神奇智慧、现实关联等的巧妙梳理，更让人有种甘之如饴的感觉。比如，在写到"脾与甘"的关系时，他这样说：

> "在石器时代，要想获得甘甜的食物并非一件容易的事，糖是人类在大部分时间里一直缺乏的东西，因此，在生物进化过程中，形成了味觉上对甜的渴望。巧克力是甜的，水果是甜的，谷物咀嚼到最后也是甜的，这些甜的东西在脾胃的运化下，最后都变成一个更甜的东西——葡萄糖。葡萄糖是细胞中线粒体释放能量的原料，正常情况下，我们只有通过吃才能获取。现在我们知道，人们渴望甜，是对力量的渴望，因为，能量的味道是甜的……甘放在嘴里是一种味道，品完之后，我们知道了脾的脾气。"

这种从人的进化切入，以人的生化收场的联想表达，让人对脾主运化、脾主甘甜、脾主肌肉力量的中医概念浮想联翩。

作为一个学习西医的人，很难把"肾与耳朵"联系起来。但在这本书里，王宏才教授用 DNA 螺旋结构、子宫、圣母玛利亚的耳朵受孕等看似"荒诞"的历史故事，告诉我们"耳朵是一个敏感的器官，因为它会触动你的肾气"，并且机智地总结到："肾虚可以引起听力障碍。听力障碍有三种，轻者是听力下降，中者是耳聋耳鸣，最严重的是听不懂人话。前两种相对好治，后一种病入脑髓，不仅要补肾，而且要补脑，好在'肾主脑生髓'。"

由于从事了医学编辑工作，我也阅读了一些中医书籍，但对艾灸的作用一直保持谨慎的态度。原因是那些艾灸原理讲得头头是道，但是，很难深入脑髓。本书中有一条线打通了我的思维脉络，那就是"太阳—生命—火—艾灸"的纹理和牧师的救赎所串起来的逻辑。"太阳是人类共同的自然崇拜对象，太阳图腾维系着人类的和谐与生存。是什么造就了太阳文化，是人想借着文化的力量来传递太阳的能量吗？对这个问题，不管有没有答案，神农医药中的'阳气'理论至今散发着它独特的热量。"我在这段话前停留了好长时间。一本好书，不仅要读，还要静下心来思。

很多学西医的人，都特别喜欢用"脾"这个能看得见的解剖脏器来攻击中医的不科学，他们会说，脾是个免疫器官，中医怎么会有脾胃不和这样的说法，根本没有道理嘛！殊不知，包括脾在内的五大脏器，竟是西医借用中医的。当西方医学被引进中国的时候，人们不知道该怎么表达这些脏器，就直接按照中医的说法——心、肝、脾、肺、肾——翻译了过来，本来中医所说的脾就不是西医解剖上的脾，中医的五脏不仅是部位，更是一种信息的集合，当我们能理解中医背后的哲学思辨和智慧时，我们也许就能心平气和地对待中医了。这也是《中医的脚印》一书带给我们最重要的思考和收获。

疾病使人类一直行走在"生死"疲劳之间，中医几千年来在人类的繁衍壮大中扮演着重要的角色。虽然最基础的西方医学——解剖学——在 16 世纪就诞生了，但西医的真正发展只是近一百多年的事情。从医疗保健的角度而言，我觉得中医之于西医，有点像柳词之于苏词，一个婉约一个豪放，一个望闻问切神圣工巧，一个刀光剑影速战速决。豪放者气场更强，所以场面上一定压过了婉约，但中医的春风化雨很多时候可以柔弱胜刚强。王宏才教授在书中给读者点拨了很多健康养生的智慧，简单简约却深刻入里。比如，很多人都知道一句话"生气是用别人的错误来惩罚自己"，可我们往往控制不住自己的情绪，王宏才教授告诉我们：火的实质是燃烧，而火气太大只是燃烧自己，却照不亮别人。此话如此简单幽默却是那么发人深省。穴位治疗是中医独具特色的疗法，书中以百会、膻中、神阙三个穴位为例，讲述了生动的穴位法则和健康道理。总之，书中实在是精彩纷呈！

作为一名曾经的医生，也作为这本书的第一个读者，更作为一名传播优秀文化的出版者，我非常感谢王宏才教授为社会奉献的这部作品。他不仅讲述了精彩的中医故事，更唤起了我们的思考，带给我们信心和实实在在的收获！希望有更多的人和我一样，通过王宏才教授的作品，更虔诚地去尊重我们几千年的历史存在和文化存在。封底中呈现的"丈量中医的长度和厚度，感受生命的广度和温度"便是我对这本书由衷的评价。

原计划在这本书出版前，按常规套路找些名人进行一番推荐，但随后我却改变了主意。好书何不任性一下？就让这本书自然而然地生机勃勃吧！

有人说："知识是在自己脑海中塞进别人的想法，而智慧是在心灵深处聆听自己的脚步。"亲爱的读者，当你看完这本书，咀嚼消化后，请尝试着听一下自己的脚步声……

目录
Contents

🌿 **大艾无疆**

原本这个世界就一种能量，那就是"太阳的光辉"。我们只是在能量转化的世界里游荡。

I

神奇的穴位

　　一个穴位的神奇，有文化的演绎，也有人们对神奇的向往，这种向往常常来自最原始的体验。

为什么会有经络

我们看到的经络模样或许还有缺陷，但是经络的价值存在不是一个错觉。不论是我们因为迷才信，还是因为信才迷，习惯成为自然，它改变着我们的心理，影响着我们的生理。世界上所有的学问，其起点和终点都是经验。

气的谜团

气是无形的，但有能量；就像目光是无形的，但有力量。

五脏的边界

对器官的不同认识，一直在模糊着我们的视线。

放血疗法三千年

中国人熟悉放血疗法，因为它是针灸的一部分。其实，放血疗法更是世界医学的一部分。

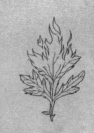

大艾无疆

原本这个世界就一种能量，那就是『太阳的光辉』。

我们只是在能量转化的世界里游荡。

生命的动力

太阳的能量，给了生命以力量；

这是热的品质，也是艾灸之精神。

❦ 奇　迹

如果把地球从诞生到现在当作 1 年，那么在 11 月的第 3 个星期，一种颇具动感的生命——"鱼"（原始的单细胞生物）——出现了，至于人类，则一直等到了 12 月 31 日的晚上才出现在这个世界。生命，是一个原始的奇迹，他（它）是怎么来的，至今也没有人能真正说清楚，他（它）要去向何方，也没有一个准确的答案，这是人类群体和个体最深的痛苦根源。虽然信仰和宗教在不时地安慰着我们，但仿佛温暖的阳光，才是我们共同的精神慰藉。和那些阴郁的天气相比，沐浴在阳光下的日子里，我们会更加舒心愉悦，轻舞飞扬，难怪大家会说"给点儿阳光就灿烂"。

我们一直相信一句话：万物生长靠太阳。阳光，是生命奇迹的原动力，也是生命的终极能源。人们喜爱春天的绿色，是因为绿色孕育着生命。亚里士多德说"植物的养分来自土壤"，其实，含有叶绿体的绿色植物，是在阳光的照射下，通过光合作用把光能转变成我们赖以生存的各种食物能量。英格豪斯①说"植物所需的养分来自太阳"，绿色的植

①英格豪斯（1730—1799）：荷兰生理学家、生物学家、化学家，发现了光合作用。

物只不过是把阳光的能量转化为淀粉的场所。淀粉是我们的主食，它给生物以能量。原本这个世界就一种能量，一种物质，那就是"太阳的光辉"。我们只是在能量转化的世界里游荡。

太阳的光和热创造了我们身体中的原子和元素。宇宙间的所有元素来源于那个莫名其妙的"宇宙大爆炸"。为什么会有爆炸，什么时候爆炸的，谁也不知道。至于大爆炸产生了"太阳系"，夫琅和费线①已经给出了太阳光和元素的关系。太阳光、热、微量元素这些生命的逻辑主线，在天文生物学的视角下变得如此光芒四射。这种人与自然息息相关的朴素道理，其实早已根植于人的诞生过程中，"天人相应论"实际上是人对自己的起源和归宿的一种冥冥神往。

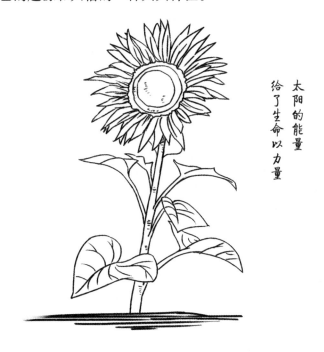

太阳的能量给了生命以力量

---

①夫琅和费线：德国物理学家夫琅和费（1787—1826）发现的太阳光谱中的吸收线。

光的营养

当你缺钙的时候，医生会建议你去晒晒太阳。这是因为，太阳光的紫外线帮助你获得了你所需要的维生素 D，这一过程是紫外线把皮肤里的 7 - 去氢胆固醇合成为维生素 D。我们已知道"阳光维生素"是人类获得维生素 D 的主要来源。对健康而言，我们一时一刻也不能缺少碳、氢、氧、氮、钙、磷、镁、钠、铁、锌、铜、锰、铬、硒等元素。

彩虹之所以美丽，是因为她映出了太阳的光谱；焰火之所以美丽，是因为她耀眼的五光十色。在这些绚丽色彩的背后，钠产生了黄色、锂产生了紫红色、钾产生了浅紫色、铷产生了紫色、铯产生了紫红色、钙产生了砖红色、锶产生了洋红色、钡产生了黄绿色、铜产生了绿色、镁产生了白色。与其说这是物理的美丽、化学的硕果，不如说是理化科技向阳光的致敬。

有一种古老的植物，它暗喻了阳光的魅力，不仅仅是因为原子吸收光谱测定发现它含有锶、铬、钴、镍、锰、铜、锌、铁、钠、钾、钙、镁等阳光的营养，而且，它还是上帝早已为人类预备好的"火捻"，像普罗米修斯盗取的火种，延续着温暖的力量，这就是百草之王"艾"。

就像人对不同的色彩有所偏好，植物也有这种癖好。植物在生长过程中，在制造糖分时喜欢红色，用红光培育甜瓜，不但能使它提早成熟，而且特别甜；而蓝光能增加植物的蛋白质含量，紫外线和银色是蔬菜蚜虫最害怕的……对动物而言，不同的光激活了不同的元素。红光激活铁元素和红细胞，蓝光激活蛋白质，紫外光产生维生素 D……这是光能与营养素的原始乐曲，生命就是这样造就的。遗憾的是，生命开始时的旋律离我们越来越远，代之以肤浅的营养补充剂，这些所谓的高级营养品伴随着大量的广告充斥在我们周围。

太阳神的寓意

尽管，历史上的许多神话已经变成了笑话，但是，有一些神话将永远成为神话。

当阿波罗在阿斯特利亚一座浮岛上降生时，天空中发出万丈金光，从此，希腊传说中有了一个太阳神——阿波罗。他主管光明、青春和医药。无独有偶，在凯尔特①等西方其他古典神话里，我们也可以看到太阳与医药的深刻联系。不知这种联系是神的随意分配，还是蕴含着什么深刻道理？

在人类早期文明的遗址上，不论是阿斯德加文化、玛雅文化、印加文化，还是莫奇卡文化、纳斯卡文化，我们都发现有巍峨壮观的太阳神殿堂，这些圣殿昭示着人类的第一个崇拜和文明是从太阳开始的，就像麦克斯·缪勒②说的："太阳神话，是一切神话的核心。"

后羿射日的传说戏说了宇宙进化的道理。当后羿从天空中射下了九个太阳，为我们留下最后一个的时候，世界的温度恰到好处，于是，有了我们今天的生态，生命和自然显得那么和谐。在不同文明的太阳神传说中，最温和慈祥的要算是中国的炎帝神农，炎帝属火德，被尊为太阳神。他让太阳发出足够的光和热，使五谷生长。他还尝百草，创医理，发展农桑。那是一个同劳同酬，中华民族快速繁衍的时代。

太阳是人类共同的自然崇拜对象，太阳图腾维系着人类的和谐与生存。是什么造就了太阳文化，是人想借着文化的力量来传递太阳的能量吗？对这个问题，不管有没有答案，神农医药中的"阳气"理论至今

———

①凯尔特：欧洲的古老民族。
②麦克斯·缪勒（1823—1900）：英国语言学家，西方宗教学的创始人。

散发着它独特的热量。

我一直相信文化中埋藏着科学的种子。关于太阳和生命的关系，我们所知道的只是冰山一角。生命的起源、物种的变异、光合作用的原理等，生命乃至思维的奥秘不可能与阳光的物理规则无关。物理学家根据太阳光线能量的不同，把它分为波长在 760 纳米以上的红外线和波长 400～760 纳米的可见光线，以及波长 180～400 纳米的紫外线。物理学家对光谱的分类，让医学家找到了它的健康价值：红外线可以温煦我们的身体，使血管扩张、血流加快、循环改善，能帮助我们产生兴奋和喜悦的感觉；紫外线可以提高我们的免疫力，刺激造血系统，使红细胞、白细胞、血小板增加，使吞噬细胞更加活跃。这是科学与医学的光感，如果用中医的逻辑去看，有一种古老的植物，当它被点燃时，还原了阳光的温煦，这就是"艾"。

心中的太阳

阳光抚育了生命，所以太阳成了人心灵的归宿。

自此，一个发光的天体（太阳）变成了世界的创造者、保护者，它不仅演绎了无数版本的宗教和文化，也演绎了不同版本的天人相应。

人体里的阳气，就像天空中的太阳，人体一旦得不到它的温养，不仅生命变得暗淡，而且寿命也会失去应有的长度。《素问·宝命全形论》中说："人以天地之气生，四时之法成。"人禀赋了天性，成就了自己，那么我们身上的"太阳"在哪里？

在中医的阳气理论体系中，有肾阳、脾阳、心阳等，最接近太阳的是"心阳"。心，在解剖学者的眼里就像一个泵，是一个泵血的器官，通过它把血液输送到身体的各个地方。中医教科书上也讲心的生理功能是对血液的输送和调节，即所谓"心主血脉"。西医和中医不和了上百年，但似乎在心功能方面有着高调的吻合。其实，这是现代中医对"心"的片面理解，明显带有屈从的痕迹。心的功能首先是主阳气，这句话最早是从我的第一位老师——我的父亲——那里听到的，大概是1981年，他用这句话成功地抢救了一位心力衰竭病人，引以为豪了许多年，还发表了文章。后来发现任应秋①先生早就说过：心主血脉、藏神，但最根本的是"心主阳气"。"心为阳中之太阳"，是岐黄的本来意思。

如果说人体里的太阳在心中，那么心中的太阳能照耀到哪里？它可以照到我们机体能看见的每一个部位，也可以照到我们看不见的地方。心是医学和人文交会的地方。《灵枢·邪客》说：心是精神所待的地方。《素问·灵兰秘典论》说："心，神明出焉。"心不仅主阳气，还主神。中医的器官"链接"着精神。其实，医学的边界一直是模糊的。

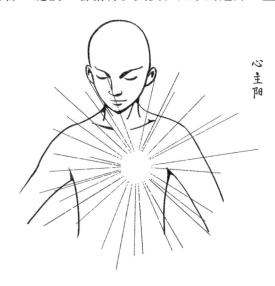

心主阳

---

① 任应秋（1914—1984）：当代著名中医学家、中医教育家。

因为，心对人来说是最重要的脏器，所以，心"伤"不起，要呵护。中医要养心，儒家要正心，道家要静心，禅宗要明心，易家要洗心。为了一个"心"，人们也操碎了心。有一个简单而有效的方法来呵护我们的心，那就是孙思邈说的："胸痹心痛，灸膻中百壮。"膻中是生命的气口，我们在后文还要详细解读。

我不知道器官意义上的心将来会如何发展，如何描述；但我知道，我们可以不必问阳光是从哪里来的，只要你打开心扉，就能感受到它的存在，就像不必问太阳是从哪里来的，只要你睁开眼睛就能看到。

火与灸

火是文明的开始，也是保健的起源。从
"冰台"取火，到感恩"火祖"的仪式，
艾灸从一开始就传承着火的温暖。

🐾 发现火种

生命一旦出现，就将纠结一生，"生命"二字包含了宇宙的全部奥秘。你可以把生命看作是太阳，从东方升起，就会从西方落下，落下是为了新一轮的升起。生命的永恒在一些宗教的语境里被赋予了美妙的光景，有时候生命需要宗教，健康也需要宗教。当然，你也可以把生命看作是一盏油灯，人死如灯灭。人都不愿意死，所以，我们在不停地寻找保卫生命的方法。

在人类为健康而斗争的历史长河里，最为杰出的创造就是发明和使用了"火"。火是太阳能量的延伸。当烈焰熊熊的太阳车划过长空时，普罗米修斯用一根长长的茴香枝，盗取了火种，于是，人类便开始把火的神话变为了佳话。

在今天中国的河南商丘一带，大约一万年前，相传也有一位圣人发明了火。据《拾遗记》记载，远古时期，燧明国有棵大树名字叫"燧"，它被云雾环绕着，枝叶覆盖足有上万顷。一位圣人游历到此处，发现有一种像鹗的鸟，用嘴去啄燧木能发出火光，于是受到启发发明了燧枝钻木取火。这是燧人氏钻木取火的故事。不论是西方，还是东方，发明火的人是最伟大的。火是文明的开始，也是保健的起源，火的出现让人类第一次减少了疾病，进化了大脑，正如《礼含文嘉》所说："燧人始钻木取火，炮生为熟，令人无腹疾，有异于禽兽。"

🦶 火捻与艾草

钻木取火，有个不可缺少的东西就是火捻。有一种中药经常用作火捻，那就是艾绒。艾绒取自于艾草，艾草的另一个名字叫"冰台"。冰台是远古时期用于获取天火的一种方法，《淮南万毕术》中记载："削冰令圆，举以向日，以艾承其影，则火生。"意思是把冰磨成一块凸透镜，举向太阳，把艾绒放在下面，通过这块冰来聚焦太阳光，点燃艾绒。这就是把艾草别称"冰台"的来源。

在没有理化科学的荒蛮时期，人们还不知道冰台的医学作用，但是，从冰台取火，到古人感恩"火祖"的仪式，冰台很早就被赋予了温暖的特征。或许冰台是太阳撒在大地上的种子，人们用艾草保存火种，把它编成细绳，悬挂在合适的地方，点燃一端，慢慢燃烧，薪火相传。今天我们把冰台称为"百草之王"，是因为后来的发现诠释了它广泛的保健作用。

冰火两重天，水火不相容。但是，没有热就不会有凉，水与火总是相依而存，就像男人属火，女人属水，谁也离不开谁。削冰向日，利用冰可以生火，在哲学家看来就是物极必反。事物从来都是有两个方面，它们相互依赖、相互对立、相互转化、相互消长，先哲们早就发现了事物的这一规律，并把它叫作"阴阳"。对阳的认识，始于太阳，止于火。《素问·阴阳应象大论》说："水火者，阴阳之征兆也。"

似火非火的艾草

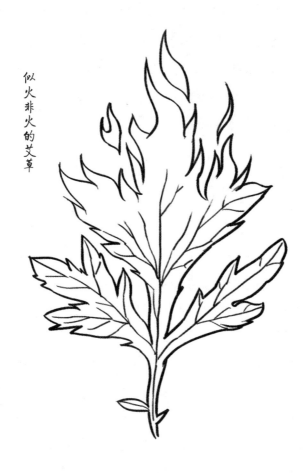

燃烧的价值

不论是普罗米修斯用的茴香枝，还是燧人氏用的燧枝，从药理上说，都是温性的植物，它们能驱除人身上的寒气。《本草纲目》里描述的是医学，神话和传说里描述的是文化，既然医学和文化可以追溯到一个共同的起点，那么也应该有一个统一的终点。

燃烧象征着两种意义。第一是"神圣"。当一缕青烟冉冉升起，飘逝在天空中，仿佛代表着有什么东西要寄往一个公正的世界。于是，在相当长的历史中，凡是各种神圣的仪式都伴随着燃烧。比如司仪在主持葬礼的时候，巫师在给人解除病痛的时候，燃烧腾起的云雾营造出神秘的气氛，感染了现场的祈求者，他们的痛苦和无奈得到了升华，燃烧给了他们希望。有人考证艺术起源于葬礼，我不知道是否为真，但是医学肯定起源于"燃烧"。

第二是"纯洁"，当"撒拉弗在异象中用火剪从坛上取下红炭来洁净以赛亚嘴唇不洁之罪"（《圣经·以赛亚书》第6章第5～7节）的时候，火像水一样，涤荡着各种污秽。在人类历史的大部分时间里，人们是用火来消毒的。做手术的器械、生食变成熟饭、烧艾草以祛瘟疫，无不伴随着火和燃烧。至今，我们还能看到一手端着酒精灯，一手拿着粗粗的针灸针，烧红了针尖快速浅刺穴位来治疗痹证的精彩场景，"火针"流传到今天，最终成为人类非物质文化遗产，是燃烧和火的价值体现。

篝火与火锅

2010年夏天的一个夜晚，辽阔的塞罕坝大草原上，一轮圆月从云雾中慢慢显现，这时，一丛巨大的篝火熊熊燃起，发出噼啪噼啪的响声，很快篝火旁围满了载歌载舞的人群。我脑中突然冒出了个问题：篝火，"勾"住了人什么？

也许，人类走出文明用了太长的时间，火和久（灸）的意义已经深深地烙在了人们的基因中。今天，不管人类进化到什么程度，人们对篝火的向往却一直没有改变，这是原始保健行为在人类脑海里留下的印迹。一次郊外的篝火晚会，在带来心理愉悦的背后，还有"火"带来的生理体验。人们围着篝火，身体不再寒冷，血脉得以流通，或许还有意外的收获，身体的疼痛甚至消失了。篝火强壮了人的身体，给人带来了力量，这时候很难把心理和生理区分得非常清楚。"篝火"不仅是最早的社交活动，也是最早的保健形式。生理的进化超越不了历史的遗迹，最原始的热灸行为就是围着"篝火"取暖，这种行为不分地域，不分种族，凡有大河文明的地方，都不约而同地上演着。

人类保卫健康的第二个杰出创造是饮食革命，这一革命也归功于火。当火可以被控制后，聪明的人类便摆脱了茹毛饮血的生活，并意识到"火候"的重要意义。《美国国家科学院院刊》的一项报告指出：烹饪是早期人类身材高大、体魄强壮和头脑聪明的关键因素。一些人常会有一个错误的想法：吃了生猛，人也就生猛。而一项研究显示：给两组小鼠分别喂未经烹饪和烹饪后的牛肉粒或红薯块，结果发现，食用熟食的小鼠吃得少，但体格发育得好，熟食能帮助身体细胞获得更多能量。

灸，可以是一种思维，也可以是一种生活方式。从"灸"的视角看，火锅是由饮食保健派生出来的一种饮食文化。中间一盆炭火延伸了篝火的力量，葱、姜、蒜、椒、羊肉无不是温阳化气的药用食材。难怪元世祖忽必烈在征战的紧急关头也要吃汤锅涮羊肉。"炭黑火红灰似雪，谷黄米白饭如霜"记载了明朝弘治皇帝御花园中热闹的吃火锅场景，而乾隆在嘉庆元年正月举办的"千叟宴"，更是把火锅的"火热"

推向了极致。

篝火，是原始社会的遗迹，过去篝火把大家聚在一起，现在人们团结在"火锅"的周围。火锅的火力不如篝火，所以，现在人的凝聚力差了，这是饮食文化对人的影响。

今天，人们对火太习以为常了，因为它就像阳光一样随处可见。物以稀为贵，所以，人们对火的概念淡了。

艾灸的故事

> 只有了解了艾灸的历史，才能明白今天的艾灸。

生命像一盏油灯，如何才能燃得亮一点、长一些？现代科技的发展带来了一个又一个的成果，特别是抗生素的发现，似乎人类用化学的方法就要征服传染病了。1967年，美国最高卫生官员宣称"把传染病的书本合上的时候到了"，然而，我们还没来得及合上老的书本，新的书本就出来了。生化技术就像是节日里天空中光芒四射的礼花，照耀的时候非常绚丽。

衰老是大多数健康问题的基础，为了抗击衰老，人们经历了器官、细胞、分子、基因等不同的时代，抗衰老学说犹如走马灯似的，你方唱罢我登场，令人眼花缭乱。我们在感受现代科技魅力的同时，技术的报复也在不经意间伤害着我们的身体。于是有一部分人开始反思，在反思中回望，在回望中看到了大道至简的健康原理。

当前，有一句时髦的话叫"回归自然"，艾灸就是保健领域的回归。

艾灸的起源

我很想追溯艾灸的起源，但是，古人没有记载"艾灸"的发生过程，就像至今人们并不知道穴位的真正起源一样。我们只能断章取义，根据很不完整的文献来推测。人的智慧与心态密切相关，很多时候，尽管一些推断尚未定论，但在公众中已经被当作真理在流传。

越是古老的文明，受地理的影响越明显。《素问·异法方宜论》里说：灸法来自北方，寒冷导致了灸法的出现。"北方者，天地所闭藏之域也。其地高陵居，风寒冰冽，其民乐野处而乳食，脏寒生满病，其治宜灸炳。故灸炳者，亦从北方来。"中国人的北方也可能是另一个国家的南方，地域只是一个相对的概念，它只代表灸炳的出现与寒冷有关。

灸法的起源与动物的本能有关，喜暖畏寒是动物的本性，如同趋向光明是植物的习性一样。在火发明以后，古人在用火取暖散寒和烧烤食物的同时，一些部位的病痛得到了缓解；或者在利用火的过程中，身体某个部位不小心被带火的树枝碰灼后，那里的病痛减轻或消失。这个过程一开始是偶然的，但是，后来人们从这一原始的本能里获得了保健的体验，又从无数的体验中获得了经验，于是，诸如用热树枝或是被太阳晒热的鹅卵石放在身体不舒服的部位，这些动作由下意识变成了有意识，这个动作就是灸的起源。这个动作，不分民族，只要是有人出没的地域，都曾有对"热灸"的体验历史。这一过程大约经历了数十万年。

《灵枢·官能》说："阴阳皆虚，火自当之。"说灸的起源，与火同日而语未尝不可。但真正意义上的艾灸起源，应该在两千多年前。《马王堆帛书·五十二病方》有"令病者背火灸之"的记载，这是我们能看到的最早记录灸法的文字。《马王堆帛书·五十二病方》虽然是一本方书，但也记载了灸、砭、熨、熏等多种外治法，从考古年代看，这本帛书的撰录年代应该是春秋战国时期，最晚不过秦汉之交。

对艾灸的描述请不要介意时空的次序，艾灸的起源与动物的趋暖本性有关，就像植物喜爱向阳生长。这个世界的生命的核心结构是与阳光和温暖相适配的。向日葵只有朝向太阳才能绚丽生长，这是上帝通过一种植物给人类的启示：向日葵籽在向日葵盘上排列的结构是螺旋状的。牵牛花的藤、车前草的叶、蜗牛的壳、氨基酸的分子、人的耳廓，从决定生命形态的 DNA 结构，到我们赖以生存的植物，无一例外是螺旋结构。英国科学家柯克在研究了螺旋形状与生命现象有关系后说"螺旋线是生命的曲线"。这是太阳照射的结果，是自然选择的必然。既然人的生命结构是蜿蜒蜷曲的，一定有它的道理。也许 DNA 的弯曲与我们人生之路的弯曲本就是一回事。原始的路总是曲曲弯弯的，但是，我们总是想走一条捷径。

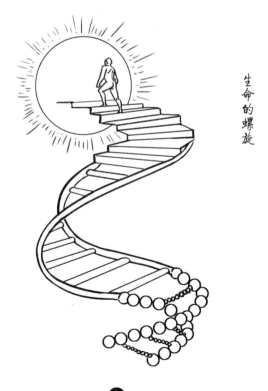

生命的螺旋

灸的起源可能还与占卜有关。一说占卜，便是巫术，现代文明人嗤之以鼻。然而，从历史的观点看，巫师曾经是人类社会最崇高的职业，是文明和医学的滥觞。《中国针灸交流通鉴·历史卷》载："在宗教观占据支配地位的商代社会，商王几乎每事必卜，那么商人是如何占卜的呢？根据现代考古学家复原的甲骨占卜程式，其中有一项是'灼骨'，即占卜者用艾绒或干火草捻成圆柱状或豆粒状，成锥形，置于羊肩胛骨的无脊面，持火绳绕骨数圈，点燃骨上的艾绒或火草，一般是从骨扇宽薄一端开始燃起，一排排地依次烧向骨臼一端，直至骨面布满灼痕为止，每骨可烧八九次至十余次。卜者开始念念有词，并不时吹火助燃，有时还要在卜骨的正面用火迅速点一下，务使骨面出现轻微裂纹。在这里，艾草和占卜联系在一起，可能具有辅助燃烧和祛除邪气的双重功效……烧骨，将艾叶或火草搓成的颗粒放于骨上点燃，直至烧出裂纹。有的还要烧灼多处。最后由巫师观察骨面裂纹释兆，判断吉凶。并将占卜过的羊骨埋葬或烧掉，以示神圣。"

火的作用、艾草的属性、祭祀的神力，经过长期的交合，古人终于发现，在人体的某些特定部位上施灸，要比烧骨占卜对健康更有价值。

灸其脉

灸从大面积的烘烤和占卜中走出来，成为一种更具保健意义的方法，要归功于施灸部位的奠定。《黄帝内经》被誉为中国最早的一部医学百科全书，比它更早的中医文献《马王堆帛书·五十二病方》记载了艾灸的最早案例：用艾叶包裹粗麻的碎末，烧灼病人的"中颠"（头顶）以治疗男子阴囊肿大，灸左足中趾以治疗癃病（小便不通畅）。

在马王堆古医书中，已有中医诊脉的形式，其中《脉法》记载：

"治病之法，视先发者而治之。数脉俱发者，则择其甚者而先治之。"大约在战国时期，古人对脉有了进一步的认识，特别是动脉。通过切按四肢部特别是腕、踝附近动脉的跳动变化了解病情，并在这些"脉"上施灸。《足臂十一脉灸经》中提出的"灸其脉"成为一个标志，它区分了中医的灸法与其他文明地区的类热灸之不同，开创了中国灸的理论先河。此外，马王堆古医书中对灸疗的使用材料、施灸部位及具体灸治方法都有一定的描述。这一时期形成了灸法的雏形。

艾草的特质

《说文解字》解释"灸，灼也"，从广义上讲，一切运用温热刺激治疗疾病的方法都属于灸法，但是，我们所说的"灸"是指用艾叶制成的艾绒灸烤人体的特定部位来防治疾病的方法。中国人造字蕴藏着许多道理，就像繁体字中"樂"和"藥"的关系，对于健康来说，樂（乐）本身就是一剂良药，于是草字头加上"樂"就成了藥（药）。"火"和"久"的寓意也是如此。

战国时期，灸法就已经出现了，从庄子和孟子的灸法描述中可见一斑。《庄子·盗跖》记载有"丘所谓无病而自灸也"，这是"灸"字首次作为一种治疗手段的名称而出现。《孟子·离娄》说："今人欲王者，犹七年之病，求三年之艾也。"意思是说：当今想成为王的人还没有做好准备，就好像病了很久才想起用三年的陈艾，斗而铸兵，岂不晚矣。

灸法的盛行是艾草的功劳。《素问·汤液醪醴论》说"毒药攻其中，镵石针艾治其外"，以"艾"代称"灸法"。古来施灸的材料很多，如石、松、柏、枳、橘、榆、枣、桑、竹等，唯有艾独树一帜。古人为什么唯独选择艾草作为施灸材料呢？《周易·下经》上说："有火珠曜日，以艾承之得火，次有火镜耀日，亦以艾引得火，此火皆良。"在众多的材料中，艾叶具有易于燃烧、气味芳香、资源丰富、易于加工贮藏等特点，并且艾叶燃烧后产生的火力均匀、持久，能够渗透皮肤直达病灶。这些都是艾叶作为施灸材料的原因。

以艾施灸，看似人的选择，实为天之造化。天预备了地球上的物种，地区分了它们的品质。艾草的品质因地域而不同。李时珍在《本草纲目》中说："近代惟汤阳者谓之北艾，四明者谓之海艾，自成化以来，则以蕲州者为胜，用充方物，天下重之，谓之蕲艾。"李时珍说蕲艾好，可能是因为其父李言闻说蕲艾"产于山阳，采以端午，治病灸疾，功非小补"（《蕲艾传》）。2015 年 6 月 18 日，我去湖北蕲春（旧称蕲州）参加一个健康文化节，听到最多的话题就是李时珍说蕲艾如何如何好。我突然间冒出一个想法，李氏父子都是蕲春人，是不是说蕲艾好的时候带了一些家乡情结呢？后来请教了一位药理学专家，他说，说蕲艾好的人并不始于李氏父子。药用植物的道地与否在药性和药理上是有区别的。

艾的纹理

艾与"爱"谐音，似乎也可以谐意，不然屈原为什么说：那个采葛的姑娘啊，一日不见，好像隔了三月；那个采萧的姑娘啊，一日不见，好像隔了三季；那个采艾的姑娘啊，一日不见，好像隔了三年。

> "彼采葛兮，一日不见，如三月兮！彼采萧兮，一日不见，如三秋兮！彼采艾兮，一日不见，如三岁兮！"
>
> ——《诗经·王风·采葛》

　　葛藤可用于织布，萧蒿以供祭祀，只有艾可以是冰台、医草、香艾、灸草……可以用在生活的方方面面，人们对她情浓意厚，好似最亲密的恋人，所以，屈原面对三个采摘姑娘，唯有"彼采艾兮，一日不见，如三岁兮"。楚国人对艾情有独钟，是因为楚人的浪漫，还是因为蕲艾出自楚国，抑或艾草本有"香"意，常与香草并论，现在已不得而知。《离骚》中载"户服艾以盈要兮，谓幽兰其不可佩"，可见艾虽不是屈原欣赏的幽兰配物，但当时的楚国人嗜好腰间配饰艾草。

　　以前，人们喜欢把采集的艾草编制成人或虎的模样，称为艾人、艾虎；还编制成花环、佩饰，妇人争相佩戴，不仅美丽芬芳，亦可驱瘴辟邪。南朝梁人宗懔在《荆楚岁时记》中记载："五月五日，谓之浴兰节。四民并蹋百草之戏，采艾以为人，悬门户上，以禳毒气。"五月五日采艾，挂于门上以祛除邪气，这是传统端午节的习俗。

　　古人很早就发现艾草有很高的药用价值，所以称之为"医草"。它既可外用，又能内服。西汉史游的《急就章》中有"半夏皂荚艾囊吾"的记载。颜师古说："艾，一名冰台，一名医草。"在《神农本草经》中，艾名为"白蒿"，被列为上品，其药性味甘、平，主治五脏邪气、风寒湿痹，补中益气，长毛发、令黑，少食常饥，久服轻身，耳聪目明，不老。

　　艾与火，艾与药，艾与情，纠结出一个艾的纹理，"手执艾旗招百福，门悬蒲剑斩千邪"是它的纹路。无论农历五月初五的端午节是为了纪念屈原，还是伍子胥或曹娥；也无论端午节的仪式是吃粽子、佩豆娘、跳钟馗、划龙舟、迎鬼船，还是戴香包驱五毒、采药、挂艾草、饮蒲酒，传统的端午节一直是一个多民族的全民健身、防疫祛病、祈福健康的民俗节。今天，人们从艾的纹理中梳理着艾的意义，无论是文化，还是医话，最后沉淀下来的都是佳话。

希波克拉底之灸

人类医学有个共同的开始，那就是热灸。

类热灸

我们总喜欢把自己的历史说得很久远，艾灸的历史应该有 2500 年左右，如果要再向前推 1000 年，那灸就不仅是中国独有了。其实，医学的起源都是相似的。凡是有大河流过的地方，河流就像人体的血脉，养育了生命和智慧。大约在 3600 年前，烧灼、热熨、按摩、冥想、放血、草药、拔罐等同时出现在尼罗河、底格里斯河、印度河、亚马孙河流域，更不用说中国的黄河了。我们把早期保健文明中出现的类似中国艾灸的烧灼、热熨等方法统称"类热灸"。

在尼罗河下游的沼泽地带生长着一种植物，用它做的纸非常便于书写，人称"纸莎草"。纸莎草书保留了人类早期的许多医学文献，其中1862 年在底比斯墓穴中发现的《埃伯斯纸莎草书》和《史密斯纸莎草书》记载了公元前 16 世纪以前埃及的医学状况，内容涉及腹泻、肺病、痢疾、腹水、咽炎、眼病等几十种疾病症状的知识，以及对解剖、方药及符咒等方面的描述。其中还包括一些类热灸的记载。比如 hemem 和 dja 就是类似于热灸的治疗方法，有专家认为 hemem 可能是金属类的灸具，dja 可能是木质的灸具。

除了埃及，在其他一些早期文明的地域，如波斯、古印度、叙利亚、利比亚等地都曾出现过类似中国艾灸的医疗行为。他们用亚麻、蒿绒、肥皂草等材料制成锥状或条状的施灸物，似乎是艾炷灸和艾条灸的意思。在古印度，铜银等金属、山羊粪、长胡椒、树枝、木棒都曾做过施灸的材料。在利比亚，用黏土做成土饼，放在身体上，上面再用烧热的烙铁加热，这是标准的隔饼灸模型；但是，想必会少了隔姜灸那样的药力。

热是人类的共同需要。围绕着热，人们发明了形形色色的保健方法。在波斯帝国、罗马帝国，在欧洲，在南美，人们把盐、油脂、蜂蜜、面团、泥团、石头等材料加热，敷在身体上进行医疗保健是一种集体行为，那时候洲际间的交流极少，没有传播工具，是一个自发的保健文明时代。温泉浴和桑拿浴是"热"文明的发展，是保健与休闲的完美结合，热环抱着人的整个身体，好像环抱了整个一生。

灸之所及

《左传·成公十年》记载了一种不治之症：公元前581年（鲁成公十年），晋国国君晋景公得了重病，秦国国王秦桓公派名医医缓前去为其治病。医缓来到晋国，见到晋景公，把了脉后摇头叹息说"疾不可为也，在肓之上，膏之下，攻之不可，达之不及，药不至焉，不可为也"。这里的"攻"指的就是灸法，在医缓看来，灸不好的病是不治之症。

无独有偶，在西方，西医的鼻祖希波克拉底也曾说过类似的话。他说："病有药不可治者，刀能治；刀不能治者火能治；火不能治者可断其不治。"（《希波克拉底文集》）希波克拉底说药和刀不可为的，火之所及，一定是有针对性的。古希腊医生经常采用热灼的方法来止血或治疗一些伤科病症。《希波克拉底文集》记载：肱骨向下脱臼时，捏紧腋窝部皮肤使脱臼肱骨的手臂成为直线，再用薄而细长的烙铁从拽至一边的皮肤向对侧推行热灼……古希腊医生有一种治疗坐骨神经痛的方法，类似于中医的悬提灸，即把烙铁烧到适当的温度，放在出现疼痛的大腿和小腿上，烙铁与皮肤保持一定的距离，使皮肤出现潮红。当然，在希波克拉底的文集里，用棉绒卷成"雪茄"样点燃后施术于体表的治疗方法更像是艾条灸的翻版，表面上看只是棉绒和艾绒的不同。

李梴与希波克拉底肯定没有交流过，但对火的表达却十分相似。李梴在《医学入门》中说："药之不及，针之不到，必须灸之。"这句话让我联想到一则诊疗案例。2011年2月24日，我接诊了一个伴有严重便秘和失眠的糖尿病病人，血糖极不稳定，每天胰岛素的用量为28个单位（U）。这个病人还有点特殊：一是不太相信中医；二是既有钱，又有学问，看病的时候刨根问底，不停理论。我与他戏言说：你不信中医，今天来看中医一定是看了希波克拉底的文集或是看了《医学入门》，知道药治不好的疾病可以用火来治。巧合的是，这位病人正好是一个脾肾阳虚证病人。后来我用重灸膻中、中脘、神阙、关元、肾俞、命门，辅助一些中药治疗了2个月，令他焕然一新，便秘、失眠消除，胰岛素减至每天6个单位。这不是一个个例，而是一个临床现象，有时候艾灸就有这样的神奇功效。

希波与岐伯

如果把希波（希波克拉底）称作西医的鼻祖，那么，岐伯就是中医的鼻祖。文艺复兴以前，东西方有许多相似的看法和方法。希波克拉底把疾病看作是发展着的现象，医生要医治的不仅是病，而且还是人，这与岐伯的"医者，仁术也"完全吻合。希波克拉底为改变早期医学中的巫术提出了"四体液学说"，岐伯为了同样的目的提出了"气血津液论"。希波克拉底说"寄希望于自然"，岐伯说"人以天地之气生，四时之法成""天地合气，命之曰人"。希波克拉底说："病有药不可治者，刀能治；刀不能治者火能治；火不能治者可断其不治。"岐伯说："针所不为，灸之所宜。"西方的《希波克拉底誓言》与东方的《大医精诚》① 说的是一种精神。"医生之责，非一己可完成，无病人及他人合作，则事无成"，这些思想在《希波克拉底文集》中能看到，在岐黄之术里也能看得到。岐伯强调的整体观念、心身相合，在希波克拉底那里也能看到种种默契；回顾历史，我们感到那个时候"病人"比"疾病"重要。

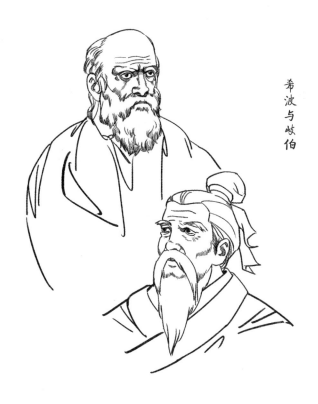

希波与岐伯

---

①《大医精诚》：该文出自中国唐代孙思邈所著的《备急千金要方》，是中医学典籍中论述医德的一篇重要文献，为习医者所必读。

也许西医的鼻祖希波克拉底与中医的鼻祖岐伯是差不多时代的人，而且思想相似，所以，让人做了一些没有证据的联想：认为"希波"和"岐伯"是同一个人（出处：Unschuld PU. Chinese Medicine. Massachusetts：Paradigm Publications，1998）。这只是一个假想，不过希波克拉底（Hippocrate）的昵称 Hippos 的发音倒是真的可以音译为"岐伯"。

不管希波与岐伯有多相似，但在西方，热灸一直没有发展成为艾灸，其中的原因，有人戏说是由于艾草主要生长在亚洲的东北部和中国的东北、华北、华东、华南、西南、西北。如果真是这样，我们再不把这种"神草"的作用发挥到极致，真是对不起上天的恩赐。埃及、地中海、欧美的土地是否适合艾草的生长，还有待植物学家去考证。中国的艾灸能够独树一帜，传承至今，不仅仅因为它是一种简便的外治方法，而且更是一种理论，一种生活方式。西方的热灸没有发展下去是因为西方的医学选择了另一条道路，那就是 16 世纪以维萨里等科学家为代表的实验医学之路。

艾灸的世界之旅

2000 多年前，扁鹊治疗虢太子尸厥一案，给世界留下了无尽的想象。从那时开始，针灸就跟"神奇"联系在一起。

历史轨迹

如果要把针灸的历史追溯到 3000 年以前，那么，针灸起源的地域之争有着明显的不确定性。其实，我们不必炫耀历史的久远，没有久远的历史同样能够造就辉煌。何况从《马王堆帛书》开始，针灸就足以让国人骄傲了。

为了与世界早期文明中出现的类针灸现象区别，我们这里说的针灸概念是以中国文化为土壤，在中医理论指导下使用的针灸医学。这门医学自 2000 多年前，扁鹊治疗虢太子尸厥一案开始，给世界留下了无尽的想象，也是从那时开始，针灸就跟"神奇"联系在一起。

2000 年来，针灸向世界的传播大致经历了以下 5 个阶段。

亚洲传播：6 世纪左右

欧洲传播：17 世纪 70 年代至 19 世纪 30 年代

衰退沉寂：19 世纪 30 年代后约 100 年

欧洲复苏：20 世纪 30 年代复苏

北美针灸热：20 世纪 70 年代

从史料看，公元 6 世纪左右，针灸作为先进的医学疗法在中国的周边国家和地区开始传播。朝鲜半岛衔接着中国和日本，朝鲜半岛发生的历史故事常常与中国和日本有着千丝万缕的联系。根据范行准《中国医学史略》记载：586 年 8 月，日本兴兵侵略高句丽，掳吴人知聪而归，当时并携大批医书（如《明堂图》等 164 卷）而去。由此可见，公元 586 年针灸就传到了日本。而至少在此之前，朝鲜就有针灸存在。公元 1 世纪至 7 世纪是朝鲜历史上的三国时期（即高句丽、百济、新罗三个政权），针灸技术在这一时期通过人们的口耳相传，随着交流的增加，针灸书籍的传入，逐渐为人们所熟知，针灸医学在朝鲜得到了发展。另据记载，日本钦明天皇二十三年（公元 562 年），吴人知聪归化日本，奉献医书《明堂图》等 160 余卷。推古天皇十五年（公元 607年），圣德太子派遣小野妹子到隋朝开启中日正式交流。次年，小野妹子再次赴隋，倭汉直福因等跟随他赴隋学医。公元 618 年，隋朝灭亡，唐朝建立，中日医学交流加深。

《黄帝内经》《脉经》等中医药典籍在隋唐时期已传入越南。但是，中医针灸的医疗活动传入越南和印度尼西亚的历史可能更早一些。三国时，士燮在越南做刺史，突患"痉厥"重症，恰逢名医董奉在当地旅行，便为之诊治痊愈。《后汉书·顺帝本纪》记载：公元131年，叶调国（在今印度尼西亚爪哇岛或苏门答腊岛）遣使来朝贡。中印两国包括医学的交往由此开始。

针灸进入欧洲始于大航海时期。17世纪初荷兰崛起，战胜了西班牙成为新的海上霸主。1602年，荷兰建立了具有国家职能的向东方进行殖民的"荷兰东印度公司"。在至1799年的近二百年间，荷兰东印度公司总共向海外派出1772艘船，约有100万人次的欧洲人搭乘4789航次的船班前往亚洲地区进行贸易和文化交流，其中包括医学。中国的艾灸疗法在这一时期由印度尼西亚传入荷兰（1675年），针刺疗法由日本传入荷兰（1683年）。荷兰一度成为欧洲的针灸中心。

19世纪初，由于现代医学的兴起，针灸在欧洲经历了大约100年的沉寂。20世纪30年代，针灸又开始在欧洲复苏，这次复苏的地点在法国。针灸之所以在法国回暖，与早期法国耶稣会传教士所奠定的中法文化交流的基础有关。法国波旁王朝的国王路易十四为了解中国，曾派一些满腹经纶的耶稣会传教士来中国交流，这些人精通数学、天文、地理等科学知识，他们以书籍、书信、报告等方式向法国宫廷和社会介绍了大量中国历史、地理、政治、文化等方面的情况，仅1722年，通过耶稣会传教士运回法国的"四书""五经"等典籍就达4000种，这为法国一度成为欧洲的汉学中心和针灸中心奠定了基础。时间走到20世纪上半叶，针灸在法国的传播与两位法国人的传奇人生有很大关系。一位是乔治·苏理耶·德·莫昂特（1878—1955），他早年来过中国，后来从一名外交人员成为一名著名的针灸医生。1939年苏理耶在法国出版了《中国针刺术》，这部书让许多欧洲人第一次较系统地了解到针刺疗法，也因此，他的名声传到了中国。1953年，当时的中国卫生部顾问、美籍黎巴嫩医生马海德，将中国中医研究院针灸研究所所长朱琏著的《新针灸学》专门赠送给了苏理耶。

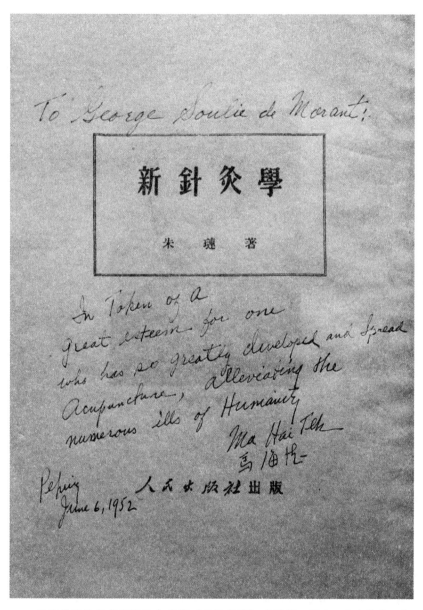

马海德赠送给苏理耶的朱琏著《新针灸学》及题词。译文："致乔治·苏理耶·德·莫昂特：谨以此献给为针灸事业的快速发展和传播、为减轻人类的各种病痛做出贡献的人。"此书藏于云南中医学院中医西传博物馆，由馆长贺霆教授在 2011 年 4 月购于巴黎拍卖会。

另一位针灸传播者是德·勒·富耶，他曾求教于苏理耶，他把欧洲的顺势疗法与针刺相结合，称为"homoeosiniatry"，于1943年创办了法国针灸中心学院。该学院开创了欧洲针灸教育之先河。他的声望促成了1946年"法国针灸学会"的成立；同年又成立了"国际针灸协会"，他担任两个学会与中心学院的负责人，直至1961年逝世。历史的兴衰往往与人的命运紧密相连，在德·勒·富耶时代，欧洲人到法国来学习针灸，法国是欧洲名副其实的针灸中心。他的过世，让针灸的中心向东偏移到奥地利。

第二次世界大战后，国际环境相对稳定，经济发展迅速，世界各国对医疗的需求不断增长；然而，医疗保险负担的增加，以及化学药物毒副作用的缺陷激发了人们对新型医疗方法的兴趣，而针灸"效应"满足了这一需求。20世纪70年代初，伴随中美关系的解冻，针灸作为政治、医学和文化的复合载体，在世界上两个大国（中国和美国）的破冰外交上发挥了独特的作用。1971年7月26日，美国资深记者詹姆斯·罗斯顿于《纽约时报》头版以大幅醒目标题刊发了《现在让我告诉你我在北京的阑尾炎手术》一文[1]，以此为标志，点燃了第四次针灸在世界传播的热潮。这一次不同以往，从规模到内容，针灸走向了世界。据世界针灸学会联合会2015年发布的统计数字，针灸已传播到世界183个国家。如今的针灸，不仅是一门独特的医学，也是中国跨文化交流的一个重要符号。

针灸的传播历史也是东西方文化对抗和相容的历史，几起几落，演绎了许多精彩的人文轶事，下节我们重点讲述艾灸的故事。

---

[1]注：罗斯顿在中国突发"急性阑尾炎"，并接受了手术治疗，术后他感觉腹部胀痛很明显，经针灸治疗后症状大为缓解，且未再复发。随后他写下了自己接受手术和针灸治疗的详细经历。

New York Times

NEW YORK, MONDAY, JULY 26, 1971

DE FINDS RD NEAR ADVANCE

Optimistic—
: Postponed
Wednesday

HER LYDON
ew York Times
N, Monday, July
, Administra-
uble-shooter in
road labor talks
esterday of an
on—to the dis-
already shut
r railroads and
lt 11 more in
eeks.
f a new round
at 3 o'clock,
, an Assistant
or, said, "There
hance we'll get

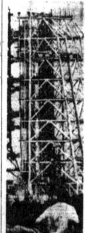

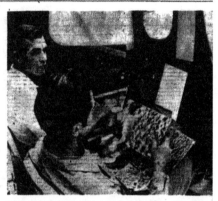

Col. David R. Scott, left, and Lieut. Col. James B. Irwin studied moonscap
of a lunar lander at Cape Kennedy yesterday as countdown on Apollo 15, l

Apollo 15 Lift-off ———————— 9:34 A.M. Tod:
Moon Landing ———————— 6:15 P.M. Fri.

Now, About My Operation in Peking

By JAMES RESTON
Special to The New York Times

PEKING, July 25—There is something a little absurd about a man publishing an obituary notice on his own appendix, but for the last 10 days this correspondent has had a chance to learn a little about the professional and political direction of a major Chinese hospital from the inside, and this is a report on how I got there and what I found.

In brief summary, the facts are that with the assistance of 11 of the leading medical specialists in Peking, who were asked by Premier Chou En-lai to cooperate on the case, Prof. Wu Wei-jan of the Anti-Imperialist Hospital's surgical staff removed my appendix on July 17 after a normal injection of Xylocain

and Benzocain, which anesthetized the middle of my body.

There were no complications, nausea or vomiting. I was conscious throughout, followed the instructions of Professor Wu as translated to me by Ma Yu-chen of the Chinese Foreign Ministry during the operation, and was back in my bedroom in the hospital in two and a half hours.

However, I was in considerable discomfort if not pain during the second night after

NEWS INDEX

	Page		Page
Books	22-23	Music	30-32
Bridge	22	Obituaries	28
Business	33, 35	Op-Ed	25
Chess	22	Society	15
Congress Vote	13	Sports	17-22
Crossword	23	Theaters	30-32
Editorials	24	Transportation	49
Financial	33-37	TV and Radio	50-51
Letters	24	U. N. Proceedings	5
Man in the News	8	Weather	49

the operation, and Li Chang-yuan, doctor of acupuncture at the hospital, with my approval, inserted three long thin needles into the outer part of my right elbow and below my knees and manipulated them in order to stimulate the intestine and relieve the pressure and distension of the stomach.

That sent ripples of pain racing through my limbs and, at least, had the effect of diverting my attention from the distress in my stomach. Meanwhile, Doctor Li lit two pieces of an herb called a which looked like the burning stumps of a broken chea cigar, and held them close t my abdomen while occasio ally twirling the needles int action.

All this took about 20 min utes, during which I remem

詹姆斯·罗斯顿于《纽约时报》的针灸报道

牧师的救赎

中国灸的世界之旅充满着传奇的魅力。有一位牧师的故事让我记忆犹新。牧师原本是救赎心灵的，但也拯救我们的肉体。

在印度尼西亚被荷兰殖民时期，有一位名叫赫曼·巴斯考夫（1620—1674）的荷兰牧师搭乘东印度公司的航班来到了印度尼西亚首都雅加达。雅加达意为"胜利和光荣之堡"，17 世纪时非常繁华，荷兰人在这里修建了市政厅、教堂、医院、药店、法庭、救济院等，一度成为远东殖民地的一个中心。

繁荣的健康代价就是文明病，比如痛风。痛风在 17 世纪就开始在欧洲上层社会流行，巴斯考夫也患上了这种病，他的足趾关节疼痛剧烈，苦不堪言。他的妻子劝他接受一位印度女医生的治疗，但巴斯考夫不信任这位女医生。后来，他的妻子给他讲了这位印度女医生如何治好他们独生女儿的呼吸困难病症后，女医生来到了巴斯考夫的家。当这位女医生告诉巴斯考夫要使用一种火疗方法时，他又开始犹豫了，不过由于疼痛实在难以忍受，他最终还是同意试一试。接下来，巴斯考夫记录下了治疗经过和亲身感受：女医生请求点燃一支蜡烛，仔细检查了我患病的脚趾，在我的脚上和膝关节部位燃烧了艾绒，大概遗留下 20 处小疤痕，看起来就像暗灰色的小斑点，没有出现水疱，也没有导致任何疼痛，在这之后，我的脚趾头就一点也不疼了。

出乎意料的结果让巴斯考夫惊讶不已，他是一个牧师，不懂医学，但是，他知道这是上帝的大能，上帝通过这个"神奇"的见证启示他，艾灸可以造福更多的人。于是他不辞辛苦，不畏跨界，开始收集整理有关艾灸的资料，最终撰成《论痛风》一书，并于 1675 年在阿姆斯特丹出版。时隔仅 1 年，《论痛风》被翻译成英文在伦敦出版。该书成为艾灸欧洲之旅的第一本"路书"。

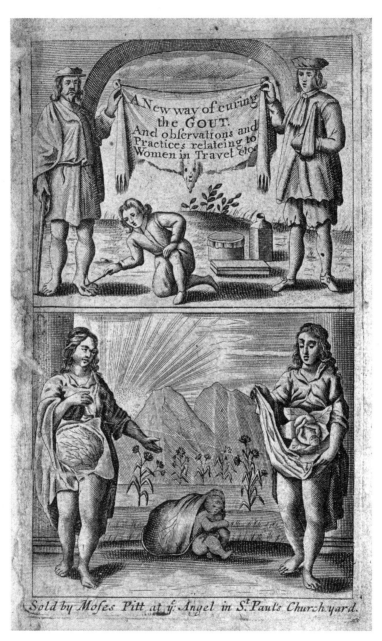

巴斯考夫《论痛风》中的插图（1676 年在伦敦出版）

小贴士 我们对痛风最先进的解释是：痛风是由于血尿酸浓度升高，排泄受阻导致的代谢性疾病。其实，这只是一个说法，真正的机制尚不清楚。但是，有三点值得关注：其一是许多名人得了这种病，包括亚历山大大帝、沃伦斯坦、威廉·哈维、布莱尼兹、牛顿、马丁·路德和歌德等；其二是17世纪痛风在欧洲很流行，英国医生托马斯·西德纳姆在17世纪50年代后，对这种病第一次做了精确的描述；其三，因为痛风是个富贵病，所以，痛风在17世纪是颇受欢迎的文学题材，这个病似乎伴随着过度的高雅，或是酒肉厚味的生活方式的影子。

就像詹姆斯·罗斯顿第一次给美国人讲针刺治疗阑尾炎术后腹部胀痛的故事一样，1676年巴斯考夫在他的书里讲了自己治疗痛风的神奇经历，同时还介绍了另外三个同样接受艾灸治疗痊愈的病例。他还尝试用盖仑医学和中医的"六淫"学说解释痛风的发病机制，以及艾灸治愈痛风的机制。他勇敢地向欧洲医学权威提出了挑战：痛风是可以治好的。

Moxa 的欧洲热

巴斯考夫在他的书里给艾灸创造了一个词"moxa"。"moxa"是日语"mogusa/もぐさ"的音译，意思是燃烧草本植物。艾灸现在的英文名"moxibustion"也是由此而来。"moxa"的出现，标志着艾灸真正进入西方人的视野。

巴斯考夫带给荷兰的不仅仅是一本《论痛风》，为了让人们相信艾灸的作用，他还把陈年的艾绒一并寄给了他在乌得勒支学校工作的儿子，并且加了一则广告：乌得勒支拉丁语学校的律师和主任约翰·巴斯考夫，可以为那些对这种新疗法感兴趣的读者提供可以体验的艾绒及指导意见。

　　人脉和传播的关系总是那么的密切。巴斯考夫的书出版后，他的弟弟给荷兰的一位著名诗人、作曲家、外交官康斯坦汀·惠更斯赠送了一本。惠更斯担任过奥兰治王子的秘书。他得到巴斯考夫的书后，显然了解了其中的内容，不久，惠更斯就有了用武之地。当时英国驻荷兰大使威廉姆·坦普尔是一位风云人物，掌控着英荷两国的关系政策，还负责奥兰治威廉王子和英国公主玛丽的联姻。1676 年，正当他准备去荷兰东部的一个城市与法国和谈时，痛风突然发作。当时他的患脚极度肿胀，不能活动，疼痛难忍，惠更斯向他推荐了艾灸疗法。都是上层名流，坦普尔相信这位作曲家兼外交官的话。惠更斯马上安排医生到巴斯考夫的儿子那里买来了艾绒，按照书中的方法将一撮艾绒放在坦普尔的脚上，用火柴点燃，经燃烧三壮艾炷后，疼痛缓解了，治疗的水疱经过简单处理包扎，两周后肿痛皆消。

　　坦普尔的痛风事件后，惠更斯推广艾灸的热情高涨。1676 年 2 月20 日，惠更斯在写给一位牧师的信中就提到了这种"从东印度传来的一种治疗痛风的新方法"，并讲述了好几个成功的治疗案例。惠更斯还将这种方法推荐给其他饱受痛风之苦的朋友，并把艾灸的方法介绍给患牙痛的女仆，经过女仆的验证，艾灸对牙痛也有效。惠更斯对艾灸的推广充分利用了名人效应。在惠更斯的请求下，1677 年 6 月 18 日，坦普尔将那次不寻常的治病经历写成了一篇散文，后来收录到他的散文集《杂记》里，并于 1680 年在伦敦出版。这本《杂记》也分别在 1693 年和 1694 年被译成法文和荷兰文，从而加速了艾灸在荷兰及其周边国家的传播。由于坦普尔地位显赫、社交广泛，他的成功治病经历引发了许多人的兴趣，一时间内人们到处都在谈论坦普尔的治病故事。

　　如果说以上传播艾灸的都是些门外汉的话，斯蒂芬·布兰克特——

一位荷兰的著名医生——1683 年在他主编的第一本荷兰医学杂志中对艾灸做了专门的介绍，列举了许多应用艾灸治病及治愈的案例，如在鬓角处施行 3~4 个弹丸大小的艾炷来治疗牙疼，以及治疗手腕受伤等。1690 年，布兰克特介绍的内容被翻译成德文，在德国莱比锡出版。

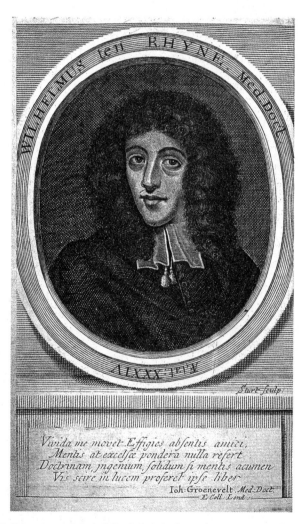

威利姆·坦·瑞尼的肖像（图片来源：伦敦 Wellcome 图书馆）

　　欧洲艾灸的这次流行，有意外，有名人效应，有艾灸的价值体现，当然也有商业的推动。当时，人们都在热情地谈论艾灸如何治疗痛风，与此同时，巴斯考夫儿子的艾绒生意也在不断增长。1676 年，巴斯考夫的《论痛风》被翻译成英文在伦敦出版的时候，书商同时也在做着艾绒的买卖，读者知道在哪里买书，也知道在哪里得到艾绒。书商的艾绒新方法说明书都是免费赠送的，这种营销有力地促进了艾灸在一个陌生文化地域的传播。

　　艾灸在传入荷兰 8 年之后，来自东方的另外一种更加独特的治病方法——针刺疗法，也被带到了荷兰。这一次的播种者不是牧师，而是一位莱顿大学医学系毕业的职业医生——威利姆·坦·瑞尼（1647—1700）。关于"针"的故事，我将在另一本书中细述。

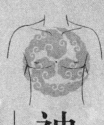

神奇的穴位

一个穴位的神奇，有文化的演绎，也有人们对神奇的向往，这种向往常常来自最原始的体验。

百会穴

只要认为人的生命史就是一部阳气的衰减史，那么，用好百会就是一个提气升阳的抗衰老史。

神奇针灸的文化基因

如果把左右两个耳朵的最高点连成一条线，与头顶正中线交叉的地方就是百会穴，定准了百会穴，就找到了一个防治百病的方法。

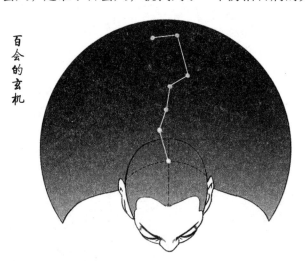

百会的玄机

一个穴位的神奇，有文化的演绎，也有人们对神奇的向往，这种向往常常来自最原始的体验。在发现穴位以前的那个茹毛饮血的年代，一个患有头痛的男子在丛林中奔跑，他不是为了减轻头部的疼痛，而是在追赶逃脱的猎物，突然一个树枝落下来，正好撞击到头顶处（百会），他的头痛瞬间消失。从此，头顶与头痛的关联在先民的心里埋下了种子，类似的体验也许发生了很多次，后来当人们头痛时会主动按压这个部位，再后来形成了穴位的概念，最后，《针灸甲乙经》给这个点取了个名字——百会。这是经典的穴位起源的故事。

《大唐新语》记载：唐高宗晚年，经常头痛，眼睛看不见东西，招来名医秦鸣鹤为他诊病。秦鸣鹤说："风毒上攻，若刺头出少血，则愈矣。"武则天听了大怒说："此可斩！天子头上岂是试出血处耶？"高宗受不了疾病的痛苦和武则天的专断，高声说"朕意决矣"，秦鸣鹤拿出了一枚针，刺向高宗头顶的百会及脑户，出血，随后高宗说"我看见了"。

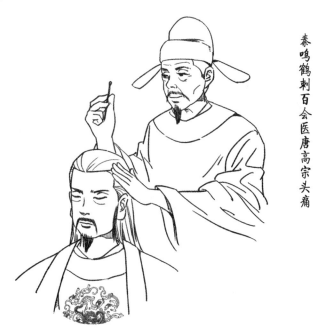

秦鸣鹤刺百会医唐高宗头痛

百会不仅可以治疗头痛目疾，更传奇的神话发生在 2000 多年前。有一天，一位叫扁鹊的名医路过虢国，恰好虢太子昏厥不醒，举国上下正在进行大规模的祈祷活动。扁鹊向太子的侍从官了解情况后，用一根针刺入百会穴使太子"起死回生"。这是有文字记载可考的最早的针灸案例，也是一个流传很广的针灸故事，它给后人留下了对针灸作用的无穷想象，成为神奇针灸的文化基因。

针灸真的能"起死回生"吗？按照现在的医学知识，显然不可能。只有把死亡和尸厥分不清的时候，死人才可能被扎活。百会虽然并不能让死人复活，但是，并不影响它成为一个具有特殊功能的穴位。

百会穴汇聚了什么

孙思邈在《千金翼方》中说："凡诸孔穴，名不徒设，皆有深意。"从百会的穴名看，一定是汇聚了许多东西，比如汇聚了"神"。所以，在失去意识时，百会可以醒脑开窍；在魂不守舍时，百会可以安神定志。对练功的人来说，在心平气和的状态下，百会是一个常用来守意的地方，汇聚了人的向往，它就像北斗七星中最后的那颗摇光星，吸引着人的精、气、神。但是，现在的人们很少抬头仰望天上的星星了，大部分人的神都在迷离。然而有一则研究显示，用悬灸百会穴的方法，让 300 余例抑郁症合并焦虑症患者中的一半以上得到了改善。焦虑发生了，悬灸百会，这是斗而铸兵；百会放在那里，完全可以未雨绸缪。

在人体的 12 条经脉中，阴经是走不到头上去的，但唯有足厥阴肝经（肝经）走到了百会，在这里汇聚了肝的"气"和它所藏的"魂"。《黄帝内经》载有"诸风掉眩，皆属于肝"，这句话以穴位的角度来解读，就是一些风疾和眩晕可以用百会来治疗。传播很广的艾灸百会治疗梅尼埃综合征的原理就来源于此，因此，百会也多了个熄风平肝的功效。

《寿世保元》记载：鼻子出血，把百会穴处的头发拨开，用打上来的新井水滴于百会穴可止血。此外，它还有一个经典记载："泄泻三五年不愈者，百会穴五七壮即愈。"百会穴提气举陷。在这个思路下，诸如胃下垂、子宫下垂等所有下陷下泄类的病症都成了百会的适应证。

升阳之道

似乎百会什么都可以治，因为它是百会。"百"是多的意思，"会"是交会的意思，《针灸甲乙经》把百会称作"三阳五会"，"三阳"是指手足三条阳经，"五会"指五脏的气血之会。由此，我们知道这是一个阳气汇聚的地方。按照奇经八脉的理论，督脉是总管一身阳气的，上为阳，下为阴，百会是督脉之高点，是督脉阳气至盛之穴。

阳气给予生命能量，有阳气则生，无阳气则死。当我们生命诞生的那一刻，也就是受精卵形成的那一刻，是我们生命的起始，也是阳气最旺盛的顶峰。随着岁月的流逝，阳气也一路消减，这是生命的宿命。然而，大部分人不信命，所以，发明了许多升阳的方法，比如，刺激百会穴可以提气升阳。《黄帝内经·太素》说："阳气重上，有余于上，百会灸之。"

谈到百会，我想起了恩师程莘农院士，程院士原来是开方子的内科医生，后来搞针灸了，他用人参配升麻的对药作用来比喻百会的"升阳举陷"功效。人参是一种神奇的植物，南朝时期隐士阮孝绪为了治愈他母亲的病，在深山里遍寻人参不得时，忽然有一只鹿出现在他眼前，他跟着鹿采到了人参，医治好了母亲的病。人参不仅有广泛的药用价值，而且还是吉祥的象征，《礼纬·斗威仪》说："君乘木而王有人参生，下有人参上有紫气。"其实，我们可以不用太在意现代药理学如何证明人参的功效，也无须纠结于人参中的紫气是从哪里来的。《春秋运斗枢》上说：人参是北斗七星中第七颗摇光星的光辉照耀出来的生物。这又是天地相应的逻辑，看来人参不仅补气，更能补阳。

程莘农院士擅奇经辨证，最长用百会，在笔者与程老同室临证的七年里，百会折射出的人参魅力，无不彰显了内外治法的异曲同工之妙，也彰显了程老学术思想的光辉和桴鼓之应的临床效果。百会主百病，应四关，岂一个安神益智、熄风开窍了得。只要认为人的生命史就是一个阳气的衰减史，那么，用好百会就是一个提气升阳的抗衰老史。这是奇经八脉辨证法则在治病养生上最闪光的应用。

膻中穴

> 针灸学中有个著名的论断，叫"气会膻中"。为什么气会膻中？谁敢接下去再问一个为什么？很多问题，我们的回答仅仅是个说法而已。

下意识动作暗示了什么

按照中医理论，气的运行是以经络为轨迹的。这个轨迹，一些国外的学者理解为一种"能量的通道"，如果顺着这个思路理解，在气运行的旅途上一定有作用不同的"气口"。鼻子和嘴算是最直观的气口。此外，人身体上还应该有许多增能或调能的"气口"，就像电网路上的"变电站"。对于这些"气口"，古人有个更贴切的名字，叫"气穴"。

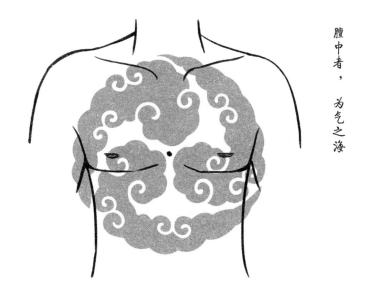

膻中者，为气之海

与气相关的穴位很多，如气海、气户、气冲、气舍等。古人对穴位的命名很多都是根据它的作用，比如"关元"穴，意为关乎人体"元气"的地方。在人体362个经穴中，还有一个穴位，虽然没有直接用"气"字命名，但它是最关乎生命之气的穴位，这就是位于胸部正中的膻中，养生大家孙思邈把它叫作"胸膛"。

《灵枢·海论》说："膻中者，为气之海。"海是宽广的，我们常说要有宽广的胸怀，胸怀的宽广不仅是心境，而且也印证着膻中的生理。亘古言：何以理气，膻中是也。理气就是让人体的气机通达豪迈。现代人容易接受西方的医学原理，心脏是人最重要的器官，我们要时时保护好它。当人突然受到惊吓时，会下意识地用手捂住膻中穴这个部位，这个动作不是为了保护心脏，中医讲"惊则气乱"，这是对气乱的一个下意识梳理。很多时候，人生气了，而且气得喘不上气来，这时候，最容易做的动作是用手拍捂胸口膻中穴这个部位，似乎是要把怒气拍打走。

难怪《素问·灵兰秘典论》说："膻中者，臣使之官，喜怒出焉。"七情与人体气机的关联在膻中穴这个地方汇成了一个可以被体验的交点。人的下意识动作往往暗喻着原始的功能，本能的动作是各类保健和医学的开端。我们期待的是，喜出而怒止，就像《普济本事方》中说："气和志适，则喜乐由生。"

最简单的补气方法

人人都需要足够的气，气是个好东西。但也有出问题的时候，比如气郁、气滞、气逆、气乱，这些问题都需要通过理气来调节。理气是个中医术语，细分起来包括了行气、降气、和气等。气的另一类问题就是气虚。人体出现了气虚，针灸医生很容易想到气海、关元、足三里这些穴位，少有强调膻中穴的补气功能。膻中穴补气、壮气非常不一般。许多心脏病患者，按照中医分析就是心气虚所致。心气虚的人容易心痛、胸闷，生理性的心痛对身体无碍，病理性的心痛非医疗而不可以愈。治疗心痛的方法很多，有位百岁老人用自身的经验总结了一个最简单的方法，就是"胸痹心痛，灸膻中百壮"，这是药王孙思邈说的，孙思邈是养生大家，说过许多经典实用的话，这算是最实惠的话之一了。膻中穴一般不针刺，多用灸法。"灸"是"久"和"火"的组合，就是说长久而足够的温暖能化解心中的郁结。解郁散结，一要靠温煦，二要靠气的推动，艾灸膻中能够让心中的血脉畅流不息。

写到孙思邈的"胸痹心痛，灸膻中百壮"，我不禁想到了另一个名字——郭诚杰。郭老是一位国医大师，也是联合国中医针灸人类非物质文化遗产代表性传承人，已经 97 岁了，依然体健意清，每周还能出两次门诊。郭老与孙思邈是老乡，同为陕西人。我读了一些孙思邈的书，又曾师从于郭老，我能想到的最贴切概括郭老的语言便是"当代孙思邈"。2011 年北京卫视《养生堂》节目在拍摄郭老的"一拍三揉法"时，一位编导说："郭老是养生的活化石。"不管怎么说，意思都一样。郭老的"一拍三揉法"，其中的一拍就是拍膻中。艾灸膻中是一个医疗行为，要让普通大众得到体验，就要简单化，虽然这种简单的养生方法让人难以相信，但是，往往真理就出在简单和朴素之中。就像有氧运动，哪一个不是简单动作的重复。说到简单，扩胸运动，不仅锻炼了胸肌，还可以盈满气海（膻中穴），最简单的扩胸运动就是走路时挺起你的胸膛。

有首歌是这么写的："我们拍拍胸膛，气质高昂，江山水起谁能阻挡。"我经常想：为什么不是"我们拍拍脑门，气质高昂"？拍胸膛这个下意识动作似乎总是与恢宏的气概相连。一个人原本底气不足，如何才能表现出气冲山河的样子，也许他会拍一下胸膛，说一声"没问题"，拍得越狠，气补得越足，然后就能听到许多豪言壮语。但是，拍胸膛补气是有限度的，气虚的厉害，纵然把胸膛拍得肿起来，也只是个"虚胖"。所以，拍了胸脯说的话往往不靠谱。平素气足，自然胸膛似海，气冲霄汉。

心脏跳动的地方

公孙丑是孟子的弟子，他问孟子：请问老师，您的长处是什么？孟子答曰：我善养我的浩然之气。人体上的浩然之气就是能抗御病邪的正气。按中国人虚岁年龄的算法，孟子活到了八十四岁，而另一位圣人孔子活到了七十三岁。"七十三、八十四，阎王不叫自己去"，过去的文化圣人活到了那个时代的"天年"，因为他们知道有个浩然之气。而养生圣人孙思邈能活一百多岁，因为他还知道这浩然之气汇聚的地方。这或许是一个进化的秘密。

膻中穴与气能靠上边，不仅仅是思辨的产物；传统上还有一个解释，刺激膻中穴可调节神经功能，松弛平滑肌，扩张冠状动脉。但我更愿意提一个颠覆了现代传统血液循环理论的说法。膻中穴下面是主动脉弓，为什么血液从心脏一出来没有通畅地直入管腔，而是在主动脉弓①（膻中穴）这个地方拐了一个大弯，不论是外表，还是体内，我们长成什么样子都有深刻的目的。两个耳朵一张嘴，鼻子要突出来等都是进化适应生存的结果。心脏是靠什么力量克服了重重阻力，均匀地把血液输送到身体各个部位？传统的学说是一个泵的概念，还有一个说法是共振，即心脏是靠泵血垂直撞击升主动脉产生的共振能量把血输送到全身器官组织中的。如果这个学说成立，那么，膻中穴这个地方就是全身血气流动的振源，产生压力波的地方。

不管用笛卡尔②的思维分析膻中与人生理的关系，还是用岐伯的理论诠释膻中与经络的关系。有一点是肯定的，膻中是离心最近的地方，人一刻都离不了心脏的跳动，和谐的心律是碧蓝大海中的音符，是气的乐章，是上苍造化生灵的无上光荣。

---

①主动脉弓：是主动脉的一个部分，呈弓形弯曲。主动脉起自左心室，分为升主动脉、主动脉弓和降主动脉几部分。

②笛卡尔（1596—1650）：法国著名哲学家、物理学家、数学家、神学家，提出"普遍怀疑"的主张，留下名言"我思故我在"。

神阙穴

上帝以疤痕为标记，给我们留下唯一能看
得见、摸得着的穴位——神阙（肚脐）。

生命的遗迹

在浩瀚的南太平洋上，有一个面积仅 165 平方千米的小岛，神秘而美丽，名叫复活节岛。岛上的居民则称它为"特皮托·库拉"，意思是"世界的肚脐"。冈底斯山、死海都被比喻过是地球的肚脐。不同的生态视角，肚脐的位置不同，但是，有一点是相同的——这个地方有着特殊的地位。

有位学者曾跟我说过对肚脐的看法，他说植物的种子应该也有个肚脐，用某种刺激原刺激这个部位，或许会改良植物的生长。虽然对他的这个假设没有进一步的研究，但是，从那时起，我对肚脐有了一些想法。

据说恋爱中的人会下意识地关注肚脐长得是什么样子，《所罗门之歌》里说：肚脐的样子好像一个圆圆的杯子，里面装着调和的酒。调和的酒本身就有一丝浪漫，装在肚脐眼里，一定更加醉人。20 世纪末，用肚脐吸引人的目光发展成为一种时尚，年轻的女子把贵重的宝石嵌在自己的肚脐上，它成为身体一个重要的地方。时尚看似很新潮前卫，其背后往往是本性的回归。对肚脐的彰显，也许在暗示这里是生命的遗迹，我们不能忘了它。

其实，我们谁都没有忘记这个遗迹。曾经有一条血脉将我们与母体连在一起，肚脐是唯一能够证明这条血脉存在的证据，它提醒我们这条血脉的意义，尽管最终它消失了。

脐带一旦被剪断，剩下的就是一块伤疤，伤疤有时会勾起人们的联想，比如常常有人在洗澡时，躺在浴缸里，凝视着自己的肚脐在想生与死的问题。对肚脐的想象也许会像外科医生理查德·赛尔策在《凡人课》中说的："残留的脐带，痛苦地缠绕着彼此，它们被最初的分离所遗弃，只好纠结在一起，好让我们的猥亵意图不会叫嚣着从肚子里跑出来。"这个看似由肉纠结而成的东西，却从来没有人真正解开过。因为，肚脐还有个穴名，叫"神阙"。不管如何解释"神"，神总是和精神、灵魂连在一起，而且变幻莫测；"阙"有楼阁的意思，这个楼阁是用以瞭望的。我们的祖先把肚脐这么一个地方称为"神阙"一定有他的意义。无独有偶，西方人古斯塔夫·埃克斯坦在"畅游"完人体内外后，把神秘的肚脐比作一枚纪念章，纪念大自然造化我们的地方。弗洛伊德更是把肚脐作为现实与梦境的交会点，他说：解开了这个点，我们便可以了解现实与梦境有着怎样的联系。

肚脐的特殊不仅是心理和文化层面上的，而且进化给我们提供了足以重视它的理由。

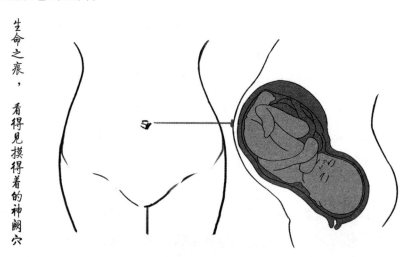

生命之痕，看得见摸得着的神阙穴

☙ 敏感的肚脐

肚脐在胚胎发育中是腹壁的最后闭合处，脐部皮肤的深部没有皮下脂肪层，肚脐的屏障作用最弱，而且敏感。作用到这一部位的信息容易弥散，甚至可以弥散到神经的最深处。难怪在劳伦斯的小说中，相爱的人互相吻着对方的肚脐。苏格兰外科医生詹姆斯·布赖迪早在1939年就从医生的角度说："人类的神经脉冲围绕着肚脐在自转，既有向中枢神经系统传送的向心脉冲，也有从中枢神经系统传出的离心脉冲。"

药代动力学研究显示：肚脐给药不仅比其他部位透皮给药更易于药物吸收，而且生物利用度高。美国一位学者的研究结果是：药物经脐部给药的生物利用度是前臂给药的1～6倍。一些现代研究似乎印证了一些古老疗法的高明。在中国晋代，肚脐的医疗作用得到了强化。《针灸甲乙经》中说：不能生育的人，艾灸脐中，可以生子。这种说法固然有些神话色彩，但是葛洪在《肘后备急方》中记载：把盐放在肚脐中，然后在盐上面进行艾灸。这开创了一个了不起的脐疗先河，葛洪让神阙穴回阳固本的功效上升到了一个高度。

不论是孙思邈的治疗法——少年房多短气，盐灸脐孔中二七壮；还是《太平圣惠方》中记载的例证——昏厥不省人事，四肢冰冷，附子研末放入肚脐中，后施加艾灸，都是对肚脐作用的经典示范。对于怕打针吃药的儿童，肚脐更是绝好的外治途径。龚廷贤在《万病回春》里说：用五倍子与醋熬成膏，敷脐治小儿泄泻。药物和肚脐的结合演绎了无数个治病救人的故事。肚脐治病的历史，书写了中医外治法的精彩篇章。肚脐是大自然的一个精确造化，是上帝以疤痕为标记，留给我们唯一能看得见、摸得着的穴位。

脐朝百脉

肚脐在中医理论中是一个汇通百脉的地方。彭祖《小续命蒸脐法》指出："脐者，肾间之动气也，气通百脉，布五脏六腑，内走脏腑经络，使百脉和畅，毛窍通达，上至泥丸，下至涌泉。"《难经》也说："呼吸之门，三焦之原……主通行三气，经历于五脏六腑。"张景岳[①]认为，肚脐堪称命门，即"先天之生我者，由此而受；后天之我生者，由此而栽也。夫生之门即死之户，所以人之盛衰安危，皆系于此，以其为生气之源，而气强则强，气衰则病。"

在我们眼里，肚脐再寻常不过了，古人为什么把它描述得如此重要，以至于影响到我们民族的服饰。肚兜是一个了不起的发明，它保护了一个民族的命门。

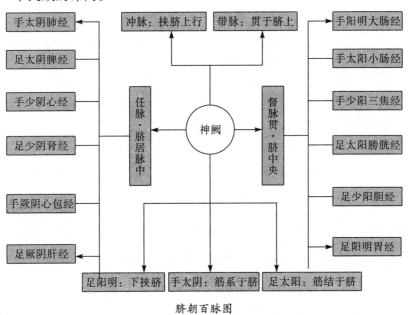

脐朝百脉图

---

① 张景岳（1563—1640）：明代杰出医学家，中医温补学派的代表人物。

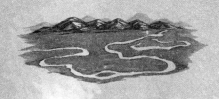

为什么会有经络

我们看到的经络模样或许还有缺陷，但是经络的价值存在

不是一个错觉。不论是我们因为迷才信，还是因为信才

迷，习惯成为自然，它改变着我们的心理，影响着我们的

生理。世界上所有的学问，其起点和终点都是经验。

经络之美

经络是生命现象的一种表达方式。一
条条美丽的线条，串起了我们祖先认
识自己和大自然的轨迹。

对 称

对称是上帝创造的一种存在法则。

经络的分布和延伸是对称的。正前面有一条任脉，正后面就有一条
督脉，一阴一阳，统管了全身的阴阳气血。与我们十二个脏腑相匹配的
十二条经脉，也是对称的，在我们身体的两侧匀称地分布和循行着。这
是审美上的对称，更是生理上的对称。

经络为什么是对称分布和循行的，这个问题如同问"我们人体的
外周神经为什么是对称分布和延伸的"一样。经络的对称与外周神经
的对称是一个巧合，还是一个必然，肤浅的观点一定会说：这是一个巧
合，经络和神经是两股道上跑的车，风马牛不相及。的确，经络肯定不
是神经。但是，对称不是一个巧合。

为什么人们喜欢对称？因为对称是最原始的人文美学。为什么对称
具有原始的美感？这个问题只能去问上帝了。或许人体结构的进化是按
照对称法则进行的，这是人体对大自然的致敬方式。

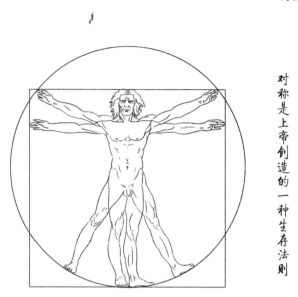

对称是上帝创造的一种生存法则

经络系统的形成和完善与人文美学有着不可分割的关系，古人在有意或无意间按照原始理想在寻找着组建经络的素材和数据。经络是古人在了解世界、了解生命的过程中，把对称美和数据通过感知串在了一起。所以，经络看起来是美丽的。

蜿 蜒

经常有人问：经络在哪里，经络存在吗？存在的方式有两种：一种是看见，一种是悟见。

从天上看下去，大地上的江河蜿蜒流淌，而上天没让我们跳出自身，站在另一个客体上观察自己，所以，我们常常看不清楚自己的模样，比如经络。但是，上天给了我们接近它、感受它的能力。在人与自然亲近的那个时代，有一种意境叫修炼，叫恬淡虚无，叫真气内守。在这种状态下，有人感受到了气血在身体里蜿蜒流动。小周天、大周天，血气把机体连接成了一个美丽的圆。经脉构成了这幅画卷结构的片段（早期人在静态下感知到的气血运行是片断的）。

在不同的修炼状态下，人们感受到了不同的气血通路。这是经脉起源的一种说法。古人的经脉是蜿蜒、没有死角的。我们今天看到的针灸挂图上的循行死角偏离了古人的轨迹，那些锐角是后人的意愿。

十五的月亮十六圆，当月满临空的时候，人们喜欢去赏月，因为，圆满是最美的。古希腊时代的自然哲学家毕达哥拉斯说：大地是球形的，圆球是所有整体和完整的代表符号。曲线美来自片段的球体。所以，人们追求曲线美，不仅是人体外在的曲线，还有内在的结构。尼·阿·德米特里耶娃①说："美不是先验的意识形态，美是客观存在的，也就是说，客观世界中存在着某种与我们对于美的理解相符合的东西……它们可以被人的意识在整个复杂的自然力和人的特殊活动中发现。"

经络，一种蜿蜒的美丽，蕴藏着大自然的光辉，它成就了针灸的历史和现在；它还作为一种思想，影响着我们的行为。

连 接

人们总爱把河流比作血脉，把河水比作乳汁，这种比喻很形象，反映了人们对河流的依赖。

巴比伦以底格里斯河和幼发拉底河的文明而著称，史称"两河文明"。这两河血脉成了巴比伦人挥之不去的印记，于是，他们语言中的"血脉"一词成了他们的国名——伊拉克。塞纳河被誉为"巴黎的血脉"，她仿若一条丝带把巴黎最美丽的景点串成了一条脉络。黄河更是中国人的血脉，是抚育中华文明的乳汁。这是河川之美，也是经络的光景。

气血在经络里穿梭，承载的是无穷的信息和交换。今天河流的交通

———————————

①尼·阿·德米特里耶娃：苏联教育家，著有《审美教育问题》等著作。

功能已被弱化，如果古人用现在的思维来构建经络，那它更像是互联网，看不见，但摸得着，在这里，信息的传递、交换、处理和调节无所不及。经络是人体的互联网，是生命现象的一种表达方式。

只要我们相信自然界没有孤立的事物，我们就应该相信《黄帝内经》中所说的"有诸形于内，必形于外"。苏轼有"腹有诗书气自华"的诗句，这是"有诸形于内，必形于外"的文学表达。中医也有"其华在面"的理论。为什么内在的东西会反映在外表？经络给了我们一种答案。

因为有了经络，医生通过捕捉你的气色和外在表现来推断你的脏腑功能状态。就像《灵枢·经脉》说的："凡诊络脉，脉色青则寒且痛，赤则有热。胃中寒，手鱼之络多青矣；胃中有热，鱼际络赤。其暴黑者，留久搏也；其有赤有黑有青者，寒热气也；其青短者，少气也。"所以，窦材在《扁鹊心书》中说："昔人望而知病者，不过熟其经络故也，今人不明经络，只读药性病机，故不能别病所在，经络为识病之要道。"

古人诊病没有仪器，经络是他们唯一的依靠，因此古人练就了经络诊断的功夫。当今之人，虽不知经络，然知仪器，医生通过仪器判断脏腑功能，何其简单省心，只可惜人非机械，仪器设备拉远了医患之间的距离，也废掉了医生的诊断潜力。《难经·六十一难》所说的"望而知之谓之神，闻而知之谓之圣，问而知之谓之工，切脉而知之谓之巧"亦不复存在了。

经络可以把五脏的信息传于外，也可以把外在的信息传入五脏。针灸就是刺激经络上的穴位，把不同的刺激信息通过经络传给脏腑而起到调节作用的。所以，经络是针灸治病的基础，而且，头痛可以医头，头痛也可以医脚。肝气郁结引起的头痛可以针刺足背上的太冲穴，这是因为足厥阴肝经从足循行到了头。这是"经脉所过，主治所及"的范例。

经络连接着人体的上下内外，也连接着生活。2000年的一次旅行，在斯堪的纳维亚航空公司的飞机上，午餐开始前，每一位乘客都拿到了一张卡片，上面写了一句话，大意是说"胃是通向心灵的窗口"，这是斯堪的纳维亚古老的谚语。与其说这是航空午餐的广告，不如说是一个生理现象：胃舒服了，心就踏实了。这和现代人调侃的"抓住男人的胃，就抓住了男人的心"是一个道理。心和胃的关系，如果按照经络理论解释是非常好理解的。《灵枢·经别》中明确指出：胃的经别"上通于心"。经络把心和胃紧紧地连在了一起。故事还没有完，我这次旅行的目的是去挪威讲学，第一站在卑尔根讲的内容是"失眠的辨证治疗"。我们知道失眠与心不藏神有关，北欧古老的谚语和中医的一句名言"胃不和则卧不安"为我的这堂课找到了最好的文化契机，至少让斯堪的纳维亚人很快理解了"失眠—胃—心"朴素的轴线关系。

从《黄帝内经》到《铜人针灸图经》再到现代的针灸挂图，历代医学大师们描绘出了一条条美丽的经络图卷。不管经络划分有多么复杂，《黄帝内经》说的"夫十二经脉者，人之所以生，病之所以成，人之所以治，学之所始，工之所止也"是经络的核心意义。

《灵枢·海论》中指出："夫十二经脉者，内属于腑脏，外络于肢节。"人体的五脏六腑、四肢百骸、五官九窍、皮肉筋骨等组织器官，之所以能保持相对的协调与统一，完成正常的生理活动，是依靠经络系统的联络沟通而实现的。经络让人们实现了和谐统一的梦想，且让人的整体观有了说理的工具。经络与其说是个学说，不如说更是一种思想，虽然有缺陷，但是很美好。

古老的时间医学

在没有大路的年代，河流是唯一的交通渠道。《管子》说"河流中的水就像人体经络中流动的气血"。我们不知道经络之河是如何开始的，似乎在一天的凌晨，在阳气生发的开端，经络里的气血于凌晨3～5点（寅时），从第一条干流（手太阴肺经）开始循环起来了，它在不同时间，途经了11条不同的干流（其他11条经脉），最后又灌注到它的始点。气血在不同的时刻流动在不同的经脉里，这是中国人最早建立起来的人体生理模型，也是人类第一次对生命时空学说的描述。它试图作为一把钥匙打开人体的奥秘，这把钥匙充满着魅力，也充满着迷惑。

我们来看看它的流注：

手太阴肺——→手阳明大肠——→足阳明胃——→足太阴脾——→手少阴心——→手太阳小肠——→足太阳膀胱——→足少阴肾——→手厥阴心包——→手少阳三焦——→足少阳胆——→足厥阴肝——→手太阴肺。

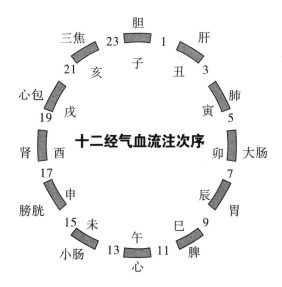

十二经气血流注次序

　　这是一种"内外相贯，如环无端"（《灵枢·经水》）的流淌，带来的是无尽的濡养；这是一种川流不息的运行，带来的是生生不息的调节。它穿过的每一段旅途，都是我们生命和生活的节奏。就像早晨5～7点的卯时，当气血流过大肠经的时候，我们要排掉昨天在体内残留的糟粕，轻装上阵迎接新的一天。所以，不管你是否便秘，在这一时段，你应该配合大肠经的节奏，养成排便的习惯。

　　排故是为了纳新，接下来的时辰（早上7～9点），是气血走过胃经的时间。俗话说"辰时吃早餐，营养身体安"，这是一句古老的养生名言，它的道理来自这个古老的时间医学。因为，胃经是负责受纳消化食物的，在早晨7～9点的时刻，是胃经最佳的工作时间。

　　也许你正在为减肥而省去早餐，这是一个减肥的误区。经络气血流注的规律告诉我们：如果真的想减肥，千万别错过早餐，因为，这是一天中最能让你既补充能量，也能燃烧脂肪的时刻。经络理论不仅仅是中医看病的依据，也是一种生活方式。该吃的时候吃，该排的时候排，这是最接地气的生活方式。

经络探索

　　因为我们太相信自己的眼睛，所以，我们一定要看清经络的实质。我们曾几近与经络相遇，但终究没有看清它的面目。经络在挑战着人类智慧的极限。

　　美的东西不一定都能看得很清楚，就像一段美好的经历，你感受到了它的存在，但理不清它的来龙去脉。我们有一种习惯，叫眼见为实，所以，人们不遗余力地想要找到经络的实质。

现在，"经络实质"这个词没有那么热了。经络的实质是什么？多么迷人的问题，它曾经吸引着一批又一批具有想象力的探索者，他们殚精竭虑，辛勤探索，用尽了才智，最后带来的还是无尽的想象，带走的却是他们的青春年华。

现代研究的先河

1949 年的一个春天，在日本千叶医科大学的附属医院里，人们看到了一个千古难遇的奇观，当一个病人的四肢远端接受了针刺刺激时，一种奇异的感觉沿着十二经脉和奇经八脉的路线在循行。这一现象让一位名叫长滨善夫的日本学者兴奋不已，他给这种循经感传现象起了个名字，叫作"针响"。这个"针响"，真的非常响亮。它打破了经络的宁静，开启了现代经络实质研究的先河。

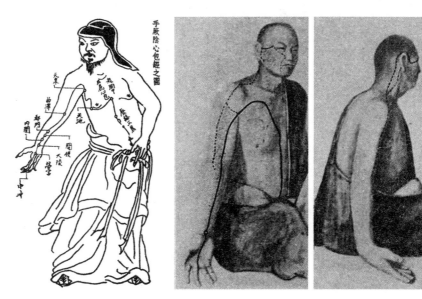

1950 年千顷堂书局出版的《经络之研究》中记载的"针响"，（日）长滨善夫 丸山昌朗 著。

无独有偶，1950 年，日本京都大学生物系教授中谷义雄博士为揭开经络的奥秘，把一些微量的直流电导入一个肾病病人身上，这个病人身上出现了一系列导电量高于周围皮肤的点，当他把这些点连接起来时，出现了一条类似于针灸里描述的足少阴肾经线。把这种方法用于其他病人身上也出现了类似相应的经络线。于是，中谷义雄把这些点命名为"良导电"，把这些点连成的线叫"良导络"。日本学者的进一步研究还显示，当机体脏腑功能改变时，相应的经络穴位的皮肤电流也会变化。这成了后来许多经络探测诊断仪的依据。

中国人的崇洋在中医研究领域表现得最为突出，我们一直在跟着外国人跑，似乎西洋的方法论就是真理。1956 年，经络实质的研究被列入国家自然科学发展规划，中国的研究者开始从解剖和物理的视野来探索经络，然而，解剖刀和显微镜都没有在经络研究上显示出威力，肉眼层面的形态学研究一无所获。20 世纪 50 年代的经络研究没有超出中谷义雄等提出的"良导络"水平，但是，人们相信一定能找到经络的实质。

一次历史骗局

只要有信念，一定会爆发出惊人的声音。金凤汉是朝鲜平壤大学的一位教授，他深信经络一定能被看见。他锲而不舍，十年磨一剑，于1963 年在《朝鲜医学科学院学报》第 5 期上发表了长达 41 页的《关于经络系统》的研究论文，向世界宣布：经络系统是由"凤汉小体"和"凤汉管"组成的一个独立系统，这个系统连接着人体的不同部位，并且调节着机体的功能。这一剑，划破了长空，让世人咋舌。

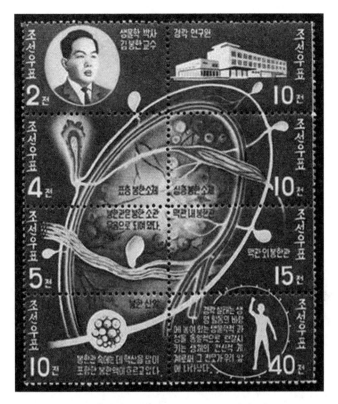

1966 年朝鲜为金凤汉发行的小全张邮票

也许在那个特殊的年代，我们太需要这样的强心剂。"凤汉小体"成果刚一公布，1963 年 12 月 14 日的《人民日报》便全文高调报道了这一"伟大发现"。随后，各大媒体也一致称赞了这一发现。这个发现刺激了中国科学家的神经，于是乎，一场规模性的经络科研运动开始了。这一次不乏解剖学、组织化学、生物化学等主流领域里的科学家参加了"科研会战"，并且由中国科学院时任副院长竺可桢挂帅。这次跟风的科研运动并没有创新，仅仅是围绕着"凤汉小体"的思路在盘旋，结果，我们又跟错了，金凤汉自杀了，中国的西医再也不相信经络了。

☝ 经络现象

时间进入 20 世纪 70 年代，这一时期发生了一件对世界极具影响的事件，即中美关系的解冻。1971 年，美国资深记者、《纽约时报》副社长詹姆斯·罗斯顿应邀在中国访问期间急性阑尾炎发作，手术后应用针灸疗法成功消除了其腹部的胀痛。同年 7 月 26 日，詹姆斯·罗斯顿在《纽约时报》头版以大幅醒目标题刊发了《现在让我告诉你我在北京的阑尾炎手术》一文，在美国引起了轰动，从此点燃了针灸的世界热。与此同时，国内的针刺麻醉术风起云涌。在这样的形势下，经络再一次高调进入研究者的视野。

接下来的十余年，在全国范围内开展了大样本的循经感传现象调查和经络实质的研究，研究者试图用理化等手段捕捉经络的蛛丝马迹。一些研究的结果显示：

经络可被机械压迫和注射生理盐水及冷冻降温所阻断。

循经感传的路线上有时出现血管扩张、轻度水肿并可测出肌电发放。

部分截肢病人在截肢部位出现幻经络感传。

对经络进行测试，发现经络上点的发光强度比非经络上的点高 1.5 倍。

经络腧穴点的温度要比附近非经穴的温度高出 0.5～1.0℃。

……

1984 年 12 月 13 日，受国家卫生部委托，全国针灸针麻科研协作办公室在北京召开了"循经感传和可见的经络现象研究"鉴定会，对中医研究院针灸研究所等 21 家单位有关经络现象研究的成果进行鉴定，结果证明了循经感传现象和隐性循经感传的存在。而且，研究者还相信，循经感传发生时，即使其感觉是主观的，但感传发生的原因必定是客观的。

ℯ 经络攀登

20 世纪 80 年代初，罗马尼亚学者及法国学者分别用 γ 照相机拍摄到线状的示踪元素迁移轨迹，这个轨迹大致与经络循行线一致，并称这种示踪元素的迁移轨迹既不是淋巴和血管，也不是神经。这些成果分别于 1981 年和 1984 年公开发表。国外的研究显示了经络的足迹，国内更是不能落后。"经络研究"被纳入国家"七五"攻关项目，并在接下来连续 10 年的"八五"和"九五"两次经络攀登计划项目中，国家投入大量经费，利用当时最先进的技术手段试图揭开经络的神秘面纱。

2001 年 11 月 30 日，国家科技部"九五"攀登计划预选项目"经络的研究"结题验收会议在北京召开，会议在以下几个方面达成共识。

"该项目在'九五'期间取得了重要进展。在文献研究方面，通过对古代经络文献系统整理研究，明确提出了经络学说的科学内涵主要是反映人体体表与体表、体表与内脏特定部位间特定联系的规律，从而将经络问题表述为一个能够被科学界普遍理解的科学问题；此外还对国内外针灸经络的近现代研究状况进行了系统的整理研究，为整个项目深入研究提供了足以借鉴的经验和启示。

对循经感传机理的研究，从骨骼肌之间的兴奋传递、骨骼肌分区的循经反射性活动、支配经脉运动神经元柱细胞之间的树突联系和相互作用进行了深入研究。'孤立臂'状态下（不影响感觉神经活动），循经感传现象与循经肌电一同消失的实验结果，为经络感传与运动神经－骨骼肌链的关系提供了重要科学证据。在循经组织的理化特性研究中，对体表红外热辐射的循经特性、形成的机理，体表红外辐射的光谱、波长进行了有益的探讨，取得了宝贵的资料。在经脉循经线组织的血管周隙及低流阻通道的研究中，对针刺经穴后穴位及经线上出现的液晶成分进行了初步探讨，分析表明液晶成分主要为蛋白质物质。对经脉－脏腑相关的研究，心经、心包经穴位与心脏的神经节段支配及功能进行了形态、生理机能和分子生物学水平的系统研究；结合牵涉痛的机理，深入阐明了这种特异联系的神经科学基础和产生效应的神经肽Y等物质。在对胃经与胃相关联系的研究中，证明了胃与胃经穴位存在相互发生反应的脊髓神经元，而迷走神经核团是实现这种胃经穴位与胃功能联系的较高中枢，同时还注意到了脑肠肽在这种联系中的作用。

验收专家组认为，'九五'攀登计划预选项目'经络的研究'的课题设置具有前瞻性，项目课题分解合理，运行机制完善，较好地完成了预定的任务。在循经感传机理、经脉－脏腑相关的神经－内分泌机制、经络－脏腑机理与牵涉痛联系的研究、中枢整合等方面取得了突出的成绩；在经脉的理化特性方面对循经红外辐射及机理、经脉与相关脏器的特异液晶物质的研究具有创新性成绩。项目综合研究成果达到了国际先进水平。

验收专家组还认为，本项目是当前生命科学的前沿领域。针灸学科作为生命科学的分支，其研究领域涵盖了现代生物医学的很多部分，研究难度很大；针灸学具有明显的优势和特色，已经率先走向世界。国家应继续对该项目进行资助，并结合当前的基因组学和复杂性科学的研究成果，进一步促进对针灸作用机制和经络理论的研究，以提高针灸临床的疗效为目的，确定针灸疗效的优势病种，保持其在该领域国际学术界的领先地位。"（《中国针灸》2002年4月第4期）

ℯ 经络依旧

60年过去了，60年的研究一直遭到质疑，否定论者质疑经络是否存在，相信论者质疑研究的方向、方法是否正确。或许经络真的不是用来看的，但是，人们很难相信一个看不见的体系。

因为对经络没有定论，所以有了许多的经络"理论"。从经络的神经论，到体液论、能量论、筋膜论，乃至信息论，不论持论者怎样引证其观点，都难自圆经络的本义。经络到底是一个未知的结构，还是已知结构的未知功能，只要没有定论，一切皆有可能。

今天，我们不乏经络研究的成果，然而，经络依旧是经络。经络研究是针灸学领域投入最大的一个项目，也是最为尴尬的一个项目。有人说我们在经络的研究上走了弯路，如果是这样，那这也是一条无法超越的弯路，因为我们太相信眼睛了。在这条弯路上我们也几近与经络相遇，但是，终究没有看清它的面目。

对经络的认识在挑战着人类智慧的极限。一直有人说，未来科学的发展一定能揭示经络的本质，但愿这是一个真实的预言。

经络的形成

人类文明的进化是以其生物特性来构建的。经络的进化是以中国古代文明的特点来塑形的。

🐚 巍巍之脉

有一种推测：最早人们在生活劳动中，偶尔碰及身体的某个部位时，身体上的疼痛等不适症状消失了，于是，一些特殊的部位演变成了穴位。穴位发现多了，把相关穴位连接成线，就产生了经络。这是一种似乎符合逻辑的推测，但是，经络的起源真是这样吗？

　　为什么会有经络？这如同问为什么会有神经一样。它们都是生命的需要。人的所有需要都是从中枢神经系统里产生出来的，中枢神经系统也是产生思维的地方，古人的思维是我们洞悉经络的起点。

　　当我们的祖先第一次睁开眼睛，看到的是延绵起伏的山脉。它呈线状沿着一定的方向延伸。山脉是祖先建立路线概念的象形，于是，有了山脉、水脉、血脉，一脉相承。汉代以前，脉的基本意思就是路线。经络的概念是由"脉"演变而来的。

　　抬头观天，低头察地。古人没有仪器设备，《周易·系辞》里说的"仰以观于天文，俯以察于地理，是故知幽明之故"是他们认识事物的唯一手段。山脉有高有低，人站立起来后，最高的地方是头（顶），最低的地方是脚（底），所以，我们把山脉最高的地方叫山头或山顶，把最低的地方叫山脚或山底，中间位置叫山腰。这叫"远取诸物，近取诸身"。把自然界的事物与人互比，衍生出了一种思维范式，叫"取类比象"。后来，取类比象成了学中医、用中医最重要的窍门，有了它，人与自然被紧紧地连在了一起。

　　仰望了高山，当古人俯察地理的时候，看到了大地上奔腾不息的河流，他们一定会问：生命之河在哪里？山脉和水脉在启迪着早期人类的自我认识，也开启了探寻人体命脉的征程。遗憾的是，这一过程，古人没有完整地记录下来，我们能看到的只是一些碎片化的信息。

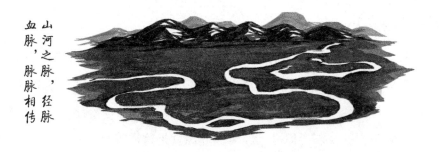

山河之脉，经脉血脉，脉脉相传

　　《灵枢·邪客》说："地有十二经水，人有十二经脉。"《灵枢·经水》专门讨论了十二经脉与十二经水的对应关系：足太阳经对应清水，足少阳经对应渭水，足阳明经对应海水；足太阴经对应湖水，足少阴经对应汝水，足厥阴经对应沔水；手太阳经对应淮水，手少阳经对应漯水，手阳明经对应江水；手太阴经对应河水，手少阴经对应济水，手厥阴经对应漳水。这些早期地理文献中记载的河流今天已经"面目全非"了，我们无论如何也不会相信十二经脉与十二经水的对应关系，但是，这的确是那个时候人们的一种认识。

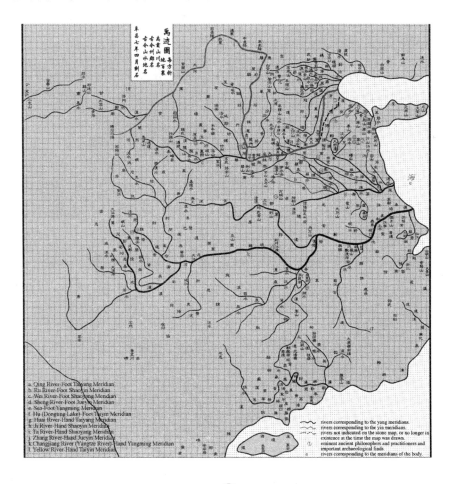

上图是以雕刻于公元1136年的"禹迹图"的墨线图为蓝本，根据《灵枢·经水》中有关人体十二条经脉与自然界十二条河流的对应关系的记载，用黑、灰两种颜色线条标识出二者的对应关系，其中黑色线代表阳性经脉所对应的河流，灰色线代表阴性经脉所对应的河流〔原图引自《中国针灸交流通鉴·历史卷（上）》〕。

神秘的数字

忘记是哪位科学家曾经说过：宇宙的规律体现在简单的数字之中。

司马迁相信扁鹊说的"脉"，《史记》里这样记载："至今天下言脉者，由扁鹊也。"扁鹊说的脉是个什么东西？扁鹊是春秋战国时期的名医，那个时代对脉的认识记录在1973年从湖南长沙马王堆三号汉墓里出土的《足臂十一脉灸经》《阴阳十一脉灸经》帛书里，以及1983年12月至1984年1月，在湖北省江陵县张家山的古代汉墓中出土的《脉书》竹简里。这是我们能看到的最早的经脉文献。

《足臂十一脉灸经》可能成书于春秋时期。书中以"足"表示下肢脉，共有六条；以"臂"表示上肢脉，共有五条。这十一条脉的排列原则是先足后手，循行的基本规律则是从四肢末端到胸腹或头面部。《阴阳十一脉灸经》分甲乙两种文体，成书时间较《足臂十一脉灸经》稍晚。该书在《足臂十一脉灸经》的基础上对十一条脉的循行及主病做了较大的调整和补充，以先阴脉后阳脉的原则来确定各脉的排列次序，即全身九条经脉仍由四肢走向躯体中心，而肩脉与足少阴脉则与之相反，由头或少腹部走向四肢末端。

在帛书流行的那个年代，经脉是各自独立、互不相干的。帛书上苍白的线条成了人们认识经络的开始。最早古人在身体上标记的经脉是十一条。为什么是十一条经脉，而不是十二条经脉？是什么导致了这样的分歧？经络的神秘从数字开始。

就像人们结婚要选个日子，对数字的崇拜根植在我们的基因当中。数字的法力也许就是个游戏，也许是暗律法的表达。不论是哪一种，在中国，至少上起周穆王十二年（前965），下至智伯被灭（前453），在这长达500多年的时间里，有一对神秘的数字——五和六，影响着我们的方方面面。

五和六，《国语·周语下》是这么说的："天六地五，数之常也。经之以天，纬之以地。"经天纬地都是了不起的事，六和五自然不能小觑。《左传》记载，公元前541年，秦国有个叫医和的名医给晋侯（晋平公）看病，他在分析病情时说："天有六气，降生五味，发为五色，徵为五声。"这是早期数字在医学上的运用。古人说六和五是"数之常也"，这个常数虽然与爱因斯坦的宇宙常数不同，但是，它是那个时代的数字宇宙观，就像一年有365天，一周有7天一样，是天经地义的事。

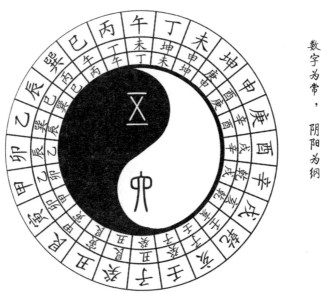

数字为常，阴阳为纲

六和五，加起来等于十一，十一便成了常数之和。随着人们阴阳等知识的丰富，临床经验的积累，数字为常，阴阳为纲，十一条经脉由此而生。

人只有五个脏器，这与《国语》说的"地五"是巧合，还是暗合。我们有许多说不清、道不明的东西。然而，"天六地五"或许来自中国人的历法。

黄帝战蚩尤，问道于广成子，九天玄女向黄帝面授兵符印剑，创甲子以纪年，最后黄帝乘龙升天。黄帝开创了中华文明。据说在公元前2697年的一天，正好是天文中五星连珠的时候，这一天黄帝即位了，那一时刻被定为第一个甲子年甲子月甲子日甲子时。五星连珠，既是干支历法的开始，又是中华民族人文始祖即位的时刻，自然就成为中华民族历法的开端。

历法是古老的科学。用天干（甲乙丙丁戊己庚辛壬癸）和地支（子丑寅卯辰巳午未申酉戌亥）来记录时间是中国人的历法。天干有十，地支有十二。早在殷商时期干支就已用于纪日，后又用于纪月、纪年，干支相配，六十为一循环周期，在这一轮回中，天干循环六次，地支循环五次，"天六地五"由此而生。由这对神秘的数字，古人相信人是宇宙之气化来的，人以天地之气生，四时之法成，人化天数而成五脏六腑。人的构造是与天数相应的。

就像我们再不会认为宇宙只有一个太阳一样，人的认识在不断地提升。五加六等于十一，到了两汉时期不再是道法准绳。十二开始受到青睐。

《圣经》上说：伊甸园里有四条河。《淮南子》上说：天下有四水。不知道上帝为什么在伊甸园创造了四条河，但神州大地上的四水应是应"天有四时"而来的。四时即四个季节，四季是由十二月组成的。在朴素的世界观年代，天为人立的法是从纪年、纪月、纪日开始的。《素问·阴阳别论》说："黄帝问岐伯：'人有四经十二从，何谓？'岐伯对曰：'四经应四时，十二从应十二月，十二月应十二脉。'"《灵枢·五乱》也说："经脉十二者，以应十二月。"

数字一旦上升到理论高度，便成了准绳。于是，占卜有十二神，明堂分十二室，京城有十二门，冕服纹饰分十二章纹，音乐分十二律，就连司马迁的《史记》也有"十二本纪"。十二，神圣而庄严。《左传·哀公七年》以一言而蔽之："周之王也，制礼上物不过十二，以为天之大数也。"

十二构建中医理论范举：

"天地之间，六合之内，其气九州九窍、五脏、十二节，皆通乎天气。"

——《素问·生气通天论》

"凡十二经络脉者，皮之部也。"

——《素问·皮部论》

"五脏有六腑，六腑有十二原。"

——《灵枢·本输》

"凡刺有十二节，以应十二经。"

——《灵枢·官针》

"凡此十二禁者，其脉乱气散，逆其营卫，经气不次，因而刺之。"

——《灵枢·终始》

"黄帝问于岐伯曰：'余闻人之合于天道也，内有五脏，以应五音五色五时五味五位也；外有六腑，以应六律，六律建阴阳诸经而合之十二月、十二辰、十二节、十二经水、十二时、十二经脉者，此五脏六腑之所以应天道。'"

——《灵枢·经别》

"凡此十二邪者，皆奇邪之走空窍者也。"

——《灵枢·口问》

"凡此十二盛者，至而泻之，立已。"

——《灵枢·淫邪发梦》

"岁有十二月，人有十二节。""必先明知十二经脉之本末，皮肤之寒热。"

——《灵枢·邪客》

"岁有十二月，日有十二辰，子午为经，卯酉为纬。"

——《灵枢·卫气行》

"六者律也，律者，调阴阳四时而合十二经脉，虚邪客于经络而为暴痹者也。"

——《灵枢·九针论》

不论十一还是十二，常数的魅力影响着经络的构建。

经脉是一幅写意画

经络最初的本意就是脉，也就是路和线。路线是用来运输的，脉中运输的是什么，人们对此一直是混沌的。到了汉代，人们似乎想说脉中运行的是"血"。《灵枢·经水》中说："若夫八尺之士，皮肉在此，外可度量切循而得之，其死可解剖而视之。"解剖而视之，古人一定是看见了人体的一种结构——脉管，脉管里面流淌着的是血液。于是，《素问·脉要精微论》有句话："夫脉者，血之府也。"更有人索性把"脉"字的"月"字偏旁变成"血"字，写成"衇"。"夫脉者，血之府也"曾经是对人体结构最清晰的认识。从此，血脉不再难以理解。我们以血脉相连，血脉一词也成了最亲密的关系象征。

　　然而，后来的两千年，血脉和经脉的概念一直没有清晰过，专家们也在不停地争论。

　　不论"血脉论"者引述多少资料来说明脉就是血脉，但是，脉的概念的最终发展肯定不是血脉。脉里面装着一个古老而迷人的东西——气。《史记·扁鹊仓公列传》中所说的"脉气"，才是真正密不可分的血脉象征。历史上的"血脉论"在"还原论"者眼里，是一个进步。如果中国的医圣们沿着这种范式发展下来，也许哈维不再是血液循环理论的奠基人，医学也许会是另一番光景。

　　按照中医的定义，气是组成生命的最小物质，气自然要比血重要。有物质就会表现出功能。相对于西医基于解剖的功能表现形式，始于《太始天元册》里的"气化"是中医表达功能的一个基本形式，有了气之所"化"，经络脏腑才生机勃勃，于是，"气"成了中医认识生命的范式。

　　我们看不到经脉，是因为我们看不到气。气虽然看不见、摸不着，但是，我们知道生命之气离不开饮食，《素问·经脉别论》说："饮入于胃，游溢精气，上输于脾，脾气散精，上归于肺，通调水道，下输膀胱，水精四布，五经并行……"在我们所能认识的知识体系中，与气最近似的一个概念就是"能量"。

　　气（能量）的运动形式，表现出不同的生命现象和功能，这为经络的划分提供了可能。由《史记·扁鹊仓公列传》的"脉气"到《黄帝内经》的"经气"便是认识上的一个迈进，脉分为了直行的经脉和支行的络脉。手太阴肺经、手厥阴心包经、手少阴心经、手阳明大肠经、手少阳三焦经、手太阳小肠经、足阳明胃经、足少阳胆经、足太阳膀胱经、足太阴脾经、足厥阴肝经、足少阴肾经。这十二条经脉把气的形态分成了十二个大类，在此基础上简化或细化出奇经八脉、十五络脉、十二经别等。经络的数字或许是理论化的，但是，创造经络的思想却是实用的。它是人体结构的另一种描述，与达·芬奇笔下的解剖线条相比，经络是一幅写意画。

只要是人总结出来的东西，就不可能完全摆脱人的局限。古人对经脉的描述也是多元的。

写意的东西可能会根据主观的意向而变化。最早的经脉路线，可能是按照特殊的人在特殊的状态下（比如练功、体表接受刺激）写出来的"气"的意向，它真实表现了生命活动的某些现象。我相信早期经脉走向的描述大部分是真实的，我们不能因为我们今天自身功能的退化而不认同古人感知生命的能力。

关于经络的形成，有一个说法叫"先经后穴说"，即先有经脉，后有穴位。这种观点的支持者认为：古人亲近大自然，有更多的机会感知气的"流动"，经脉是练功人对气的运动轨迹的总结。"先经后穴说"在最早的医书中找到了有利的证据，因为《足臂十一脉灸经》上只记载了十一条经脉，没有记载穴位。这是对经络起源的一种认识。当然还有另一个说法，叫作"先穴后经说"，下文再述。

☙ 什么改变了经脉的走向

从可以考证的文献看，在经脉形成的时候，穴位的概念还不十分具体。早期有关经脉的文献的失传，让经脉和穴位的先后关系一直处于模糊的状态。于是，更多的人接受"先穴后经"的推理。

远古时代，当人们下意识抚摸身体上的某个部位，或无意识撞碰到身体的某一部位时，身体的疼痛或不适得到了缓解，这个点便成了穴位的雏形。当人们对身体这些点的了解逐步深入，发现一些穴位的位置和作用相对固定，于是给予了位置和主治上的描述。最后，古代医家对穴位的主治作用进行了分析归类，把相似作用的穴位连接起来，便形成了经脉。经脉再与脏腑联系，便有了十二经脏腑经络图。这似乎是很符合逻辑的推理。

从汉代到晋代，穴位经历了一个大发展时期。《黄帝内经》中明确标有名称的穴位有 160 个，到了《针灸甲乙经》时，发展到 349 个穴位。暴增的 189 个穴位是怎么来的呢？皇甫谧没有说清楚。清代李学川在《针灸逢源》中又增加了 12 个穴位，将经络上的穴位固定为 361 个。

穴位多了，就要有归宿，万事万物皆要有联系，这是中国古人的理想信念。于是，滑寿在 1341 年，把几百个穴位都规划到了十四条经脉上来，穴位归经是滑寿的一大发明，《十四经发挥》也因此成为一部针灸学名著，穴位勾勒出了经络的"完美"，同时也勾勒出了经络的"死角"。这些"死角"让原本蜿蜒圆润的气血流淌得不再那么顺畅自如，经脉的原始方向被改变了。

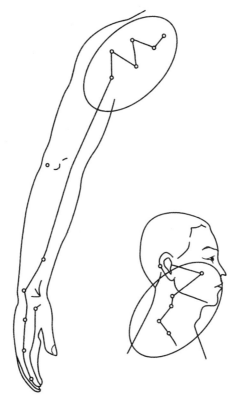

经络的"死角"

什么东西一多，就不那么值钱了。穴位的大发展，完善了经络的画卷，但并没有展示出 361 个经穴的临床价值。古今能把 361 个穴名倒背如流的不乏其人，然而，要想在很小的范围内，准确区分穴位的定位不是一件容易的事。有效的穴位到底有多少，现在还是个未知数，但是，我相信在人体的表面，一定有一些特殊的部位，在那里蕴藏了一些我们知道或不知道的神秘功能。

我们看到的经络模样或许还有缺陷，但是经络的价值存在不是一个错觉。不论是我们因为迷才信，还是因为信才迷，习惯成为自然，它改变着我们的心理，影响着我们的生理。世界上所有的学问，其起点和终点都是经验。

疏通经络

经络思想就是以通为用，是中国古人生存智慧的总结，它可以作为我们的生活方式。

洪水的记忆

在西医的体系里，与"通"相关的概念不是很多；但在中医针灸体系中，"疏通经络"几乎成了唯一的核心。《黄帝内经》说："经脉者，所以能决生死，处百病，调虚实，不可不通。"《黄帝内经》还说："欲调其血气，必通其经脉。"一个"通"字，写尽了经络的所有法则，也表达了针灸防病治病的根本认识论和方法论。我们的祖先为什么格外地强调"疏通"？

记不得是哪位史学家曾说过：洪水改变了我们的思维。追溯疏通经络的起源，唤起了我们对大洪水的记忆。在遥远的 5000 年前，那是一个天不兼覆、地不周载、洪水浩洋的年代。天河之水倾注人间，女娲炼出五色石补天，堵住了天河的洪水。这是一个古老的传说，寓意了一个最原始的理念——水来土掩。

在上古时期的颛顼时代，出了个筑堤防洪的英雄名叫"共工"，那时洪水泛滥，黄河决口改道，经常威胁到百姓的生存，共工率领大家与洪水英勇搏斗，他采取"堵"的办法治理洪水，结果一次又一次的失败了。共工是一个永不言败的人，然而，他最终还是失败了。到了尧舜时代，洪荒依旧，尧帝无奈感慨：嗟，四岳，汤汤洪水滔天，浩浩怀山襄陵，下民其忧，有谁能治理水灾啊！其民都说鲧（别名崇伯）可以治水。鲧沿袭了筑堤修坝的老办法，治理九年，亦不见成效，被尧帝的接班人舜诛于羽山。鲧死后，他的儿子大禹继承了父业，继续治水。

智慧的大禹吸取了前人治水失败的教训，变革治水思路，引水道，通九河，以疏导的办法治河川。大禹励精图治十三年，终于取得成功，中原大地的洪灾得以缓解。为了治理洪灾，大禹撇下新妻娇女，三过家门而不入。其中第三次经过家门的时候，看见他的儿子"启"叫爸爸，大禹只是向妻儿挥了挥手，继续前行。《史记·夏本纪》这样赞曰："尧遭鸿水，黎人阻饥。禹勤沟洫，手足胼胝。言乘四载，动履四时。娶妻有日，过门不私。九土既理，玄圭锡兹。"

大禹的功德使他成为夏朝的第一位天子，洪荒之后，天下划分为九州，国家出现了，人民开始安居乐业。

这不仅是一个动人的故事，大禹治水的成功还启发了人与自然的一种关系。用于治理国家的"治"，原本就是古代一条河流的名字（读chí），它在大禹的疏通下，造福一方。于是，一条河流的名字演变成一种意识，"治"有了新的含义——治理和整理。

因对大河的看法不同，从而诞生了多种文明。古希腊史学家希罗多德有一句名言：埃及是尼罗河的赠礼。埃及是尼罗河泛滥冲出的一颗明珠，在古埃及，"泛滥"是一个褒义词，古埃及人每年都要举行仪式祈求主宰尼罗河的河神"哈皮"准时泛滥。对恒河，古印度人怀着一种十分独特的态度，在他们看来，洪水所造成的"毁灭"是为了再生，是凤凰涅槃，所以古印度人不惧怕恒河泛滥。按照印度教的说法，恒河是离天堂最近的地方，人们冀望着能在这条离天堂最近的河流中死去，这样就可以免受轮回之苦。对巴比伦的两河（底格里斯河和幼发拉底河），苏美尔人在泥板上留下了这样的诗句："奔腾咆哮的洪水呀，没有人能跟它斗，它使苍天动摇，使大地颤抖。"面对这样的洪水，诺亚遵从上帝的启示，造了一艘巨大的方舟，领着妻子、三个儿子和儿媳一家八口人，在洪水来临的时候，躲进方舟里。洪水肆虐了大地上的所有生命，方舟里的生命得救了，我们都是诺亚的后代。这是《圣经》中诺亚方舟的故事。似乎我们的祖先在造字的时候听说过这个故事，要不然怎么会用"舟加八口"造了"船"字。不管是巧合还是巧寓，有一点是肯定的，疏通的理念要比坐船躲避灾难更加积极上进。

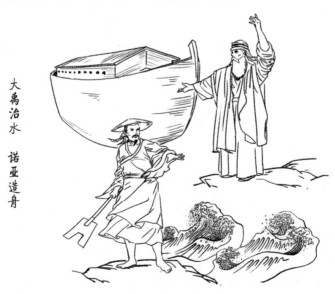

大禹治水　诺亚造舟

疏通六法

中国古人长期治水的经验，使他们与自然和谐共处的信心增强了。"顺其自然，疏而不堵"是他们第一次获得的"人定胜天"的法宝。大禹建立起来的华夏大国也用"从水，台声"的"治"来管理这个国家。从此，疏通深深扎根在人们的心里。经络是人体里的河流，要让它造福于人体，也要用"治"的办法。于是，"疏通经络"成了中医针灸的根本大法，而古代医家由此产生的想象力也精彩纷呈。

黄帝对岐伯说：我爱我的子民，他们交付租税供养百官，可怜他们疾病不断，不能终其天年，我想叫他们不服苦药，不用砭石，用细小的针，疏通经脉，调和血气。这是《黄帝内经·九针十二原》的开篇话，这段话不一定是黄帝说的，但代表了那个时代医学家的心愿。于是，用针来疏通经络成为后世医生们不断追求的方向。

各种原因都会导致经络的不通，根据不同的原因，要采取不同的疏通方法。《灵枢·经脉》说"盛者泻之，虚则补之"，就是说经络里的气血过于壅盛导致的不通，就要疏泻；气血不足导致的不通，要用补虚的方法。《灵枢·经脉》还说"寒则留之，热则疾之"，热和寒，都可以引起经络的不通。热可以凝炼阴血，寒可以冻固水道；寒而不通者要多留针，热而不通者要快速出其血泄热。经络的不通，还表现在经气的顺逆方向上。《素问·至真要大论》说"下者举之，高者抑之"，意思是说经气下陷时要用升法，经气上逆时要用降法。以上是《黄帝内经》总结的疏通经络的六种经典方法。

经络思想

经络思想可以概括为一个字，就是"通"。

"通"字是"辶"加"甬"，甬者，路也，有路可以走叫作"通"；但很多情况是我们的路走得很痛苦，"痛"字是"甬"加个"疒"字头，我们有多少的"痛"是因为无路可走，按照针灸的理论，这叫作"不通则痛"。

寒冷是经络不通的最主要因素，就像冬天的河道凝结成冰，大地便得不到"乳汁"的滋养，病就来了。冬天的病是一个"疼"字。经络遇寒后也会凝冻阻塞，经络不通就是病。所以，寒冷容易生病，不论天寒，还是心寒，都和"疼"连在一起。疼者，痛也，疼痛不分，这是字里面的医学。

既然"寒"造成了我们那么多的痛，所以我们需要温暖，不论是亲人的温暖，还是朋友的温暖、社会的温暖，任何一种温暖都能让经络里的气血流淌得自如。经络里流注的不仅仅是气血，还有人文关怀，大医精诚的仁人之心。

我见过许多经络的实践者成为人生的典范。2016年10月23日，国医大师郭诚杰教授的学术思想传承研讨会在古都咸阳召开，一些学者把郭老的学术主张概括为"疏、通、补、调"和"以肝为枢"。其实，在我看来郭老的主张就一个字——通。"以肝为枢"和"疏、通、补、调"是一脉相承的。肝的作用经典地表达为"主疏泄"，《说文解字》将"疏"解释为通，将"泄"解释为水。东汉高诱在《淮南子注》中也有"泄犹通也"的解释。"疏通水道"的理念是大禹治水的哲学遗产。郭老的临证思路是对经络以通为用思想的实践注释，不仅用于治病，也用于治人。人体的经络、气血、脏腑需要通畅，我们的思想、意志、精神也需要畅通。这既是郭老的治病主张，也是郭老的养生之道。基于这个主张，就不难理解已97岁的郭老为什么仍然精神矍铄、思维敏捷，为什么仍然可以坚持每周出2次门诊，为什么还能在人生的舞台散发光芒，把执着的追求与随意谦和的个人意志结合得如此完美。

与"不通则痛"对应的还有一句话"痛则不通"。痛是身体对伤害最常见的一种反应，是身体的语言，它告诉我们经络出现了堵塞。除了寒，生活中还有许多不适当的行为可能导致经络不通。饮食过量或不足、过分劳累或安逸、焦虑或抑郁，所有失去平衡的现象都会成为经络不通的原因。所以，《黄帝内经》的这句话"经脉者，所以能决生死，处百病，调虚实，不可不通"是最接近经络实质的描述。

经络是针灸学的核心，经络思想让针灸学生机勃勃，它不仅指导着医学实践，还影响着我们的生活方式，体现在生活的许多方面。

大禹治水的思想深深影响了中华民族的原始灵魂，它以经络的语言和形式刻在了我们的身体里，凡事皆要通，这是生命的逻辑。

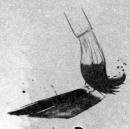

气的谜团

气是无形的，但有能量；就像目光是无形的，但有力量。

东方之气

气的思维方式满足了我们对世界大
同与终极的心愿。气是一种非经验
的存在形式。

☙ 气象万千

对一个人的感觉，常常用气质或气场来形容。一个"气"字，可
以把不同的人区分开来：军人气、书卷气、匪气、官气。一个"气"
字，也可以把人的精神面貌区分开来：俊气、锐气、才气、丧气。一个
"气"字，更可以把我们的脏腑作用分成不同的种类：肾气、肝气、脾
气、肺气、心气。一个"气"字，近乎涵盖了所有我们对事物的认识，
只要给"气"字前面加一个定语，不同事物的特性便活现在我们面前。
当然，我们最渴望的是孟子所说的"浩然正气"，它可以抵御疾病的侵
袭，也可以维护我们的精神家园。

就像山脉、水脉启迪了经脉，古人开始认识大自然的时候，"云"
是他们看到的最直接景象之一。对"云"的解释，《说文解字》是这么
说的："云，山川气也。"山川里的"气"又是什么？《说文解字》又

说："气，云气也，象形。"段玉裁进一步解释说：气，像云起的样子。小篆中气的字形，也似云气蒸腾上升的样子，总之，从一开始，气就在云里和雾里。

云里的景象是神秘而朦胧的，朦胧可以产生美。气的美在于不断地衍生变化，亚里士多德说："有一个东西，万物由它构成，万物最初从它产生，最后又复归于它，它作为实体，永远同一。"气，是不是亚里士多德说的那个东西呢？

气，似乎没有确定的内涵，也没有界定的外延，它可以解释宇宙与自然，社会与伦理，精神与性情，生命与健康。在中国的历史、政治、宗教、人文、地理，以及医学中，无处不被气所笼罩。一个"气"字的演化史，就是一部中国的思想史。

气与道

思想是最难琢磨的，它的本质是大脑接收外来信息后，脑分子碰撞产生的东西。大脑里产生的东西原本都是经过加工的，真假的辨析在于视角。所以世间的事物本无对错之分，是思想让它们有了好和坏。对人类来说，终极的"思"和"想"一直脱离不了那几句"天问"：世界是从哪里来的，要到哪里去？人是从哪里来的，要到哪里去？对它的困惑是我们最深层痛苦的根源。

世界是从哪里来的？自有"道"以来，人们一直在回答这个问题。"道"字拆开了写，就是"首"的"走动"。"首"的最显著特征就是思想。中国古代伟大的思想家、哲学家老子大约生活在公元前571年至公元前471年。因为他是智者的象征，所以传说老子一生下来，就长有白色的眉毛和胡子，所以人称老子；又因为他的耳朵特别大，又名李耳。老子说："道生一，一生二，二生三，三生万物。""道"是那个最初可以生成万物的东西。因为太抽象了，所以，"道"给了后来人极大的想象空间。现在一种颇具道理的解释认为，老子的"道"就是指自然规律，即星河的旋转、日月的更替、风云的变化，以及人的生老病死等。如果用上帝的语言解释"道"，那就是《圣经·创世纪》里的第一句话："起初，上帝创造天地。"《圣经·约翰福音》讲得更明白："太初有道，道与神同在，道就是神。"

拿出了上帝，只要你相信，那自然就是道。然而，道的规律论一定是依存于物质基础的。道的物质基础何在？《老子·四十二章》曰："道生一，一生二，二生三，三生万物。万物负阴而抱阳，冲气以为和。"这是老子的物质生成论。"一"就是太极、太初，"二"就是阴阳，"三"就是阴阳和合。三者的逻辑综合就是道，一阴一阳就是道，气的运动也是道。一个气化生万物的"气元论"是老子的美好哲学，它深深地影响了中华民族的思想灵魂。

气的符号

不知道是思想影响了文字的表达，还是文字影响了思想的形成。中国的字隐含了许多造物主的本意。下面这幅图是我们见到的甲骨文、上古碑文、铜器铭文中"气"的字形。最早的"气"字像一个带有波纹的"三"字，形容山川之间飘逸的云雾，表达的是一种自然现象。后来引申为一个看不见、摸不着，但可以感知的符号。《老子·二十一章》中载："道之为物，惟恍惟惚。惚兮恍兮，其中有象；恍兮惚兮，其中有物。"老子恍兮惚兮的"道"似乎像气一样，飘逸而不确定。

今天我们说三思而后行的时候，不是实指三思，汉语里"三"还是个虚数，虚到可以表示很多很多。"三"字代表了一个不确定的繁殖概念，可能来源于老子的"三生万物"。我好奇于"气"字最初为什么也写成"三"，周朝以后，才写成"气"。《卜辞求义》说："'气'字初文作'三'，降及周代，以其与'上下'合文及纪数'三'字易混，上画弯曲作'乀'，又上下画均曲作'气'，以资识别。"这是一个很有意思的巧合。难道老子是从气的原型悟出了"三生万物"吗？抑或他与造字的仓颉"神交"了一把。

🐚 庄子之气

由一个气，变成两个气。一阴一阳，这是思想的进步。至少在西周末年，人们知道阳气的性能是发散，阴气的性能是收敛，气的一散一收的运动平衡，保持着自然界的秩序。伯阳父就是用阴阳二气的失衡来解释西周末年发生在陕西的那场地震的。"阳伏而不能出，阴迫而不能蒸，于是有地震。今三川实震，是阳失其所而镇阴也。"（《国语·周语》）

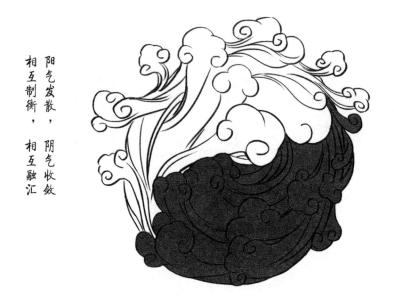

阳气发散，阴气收敛

相互制衡，相互融汇

战国时期的庄子，是一个极富想象力的思想家，他也谈"气"，他说："人之生，气之聚也，聚则为生，散则为死。"（《庄子·知北游》）庄子认为宇宙天地为一大混沌，填充天地间的是一气，所以他说"故曰通天下一气耳"。他也谈"一"，曰："天地之大，其化均也；万物虽多，其治一也。"（《庄子·天地》）他还谈"道"，认为"大道，有情有信，无为无形，可传而不可受，可得而不可见。自本自根，未有天地，自古以固存；神鬼神帝，生天生地；在太极之上而不为高，在六极之下而不为深，先天地生而不为久，长于上古而不为老"。庄子以道释气，气是物质，是生命最为原初的状态。

司马迁评价庄子："其学无所不窥，然其要本归于老子之言，故庄子其著书十万余言，大抵率寓言也。"庄子继承和发展了老子"道"的思想，主张天人合一、清静无为，他崇尚自由而不媚附威权，其道我合一，这是思想成全的人的境界。

气与易

气是构成宇宙万物最基本的东西，在老子那里，这个基本东西是"空"的，所以老子强调"无"，无为而治。人们或许认为"无中生有"是近乎荒诞的逻辑。但是，只要有足够的时间，无中生有就是一个活生生的现实。

世界像一个大孕体，里面充满了"气"，古人还创造了一个名词形容它，叫"太极"。汉代经学大师郑玄说太极是"淳和未分之气"，盛世鸿儒孔颖达说"太极谓天地未分之前，元气混而为一"。看来气的特点是混沌、神秘和孕育。因此，气除了本体的存在，还拥有无穷的变化。《周易》是一部讲变化的书，易的精髓在于生生不息的运动变化，《周易·系辞上》说："易有太极，是生两仪。两仪生四象，四象生八卦，八卦定吉凶，吉凶生大业。"这是《周易》中"气"的变化规律。

气之哲学

我们都很看重对事物的拥有。其实，形态上的有没有不那么重要，有没有用才是重要的。我们谁都没有见过圣诞老人，但是，圣诞老人对我们很有用，因为我们不想没有圣诞节。所以尽管我们知道圣诞老人不会来，但是，我们还是一代一代地要给孩子说：圣诞节，圣诞老人会来。抽象的东西，谁都不知道它的样子，就像"一二三四五"，样子不重要，重要的是在接下来的"上山打老虎"时可以用上。黑格尔说："我们不能看见'一'，因为它是思想的一种抽象。"

按照《管子》对气的认识"其细无内，其大无外"，我们可以把气描述为"气是细微不可见的存在"。按照唯物论的逻辑，这是一句"屁话"。然而世界的复杂与简单都超乎了我们的想象，直到今天，并没有一个让我们放心的逻辑来解释世界，包括那些神圣的科学。气的思维方式满足了我们对世界大同与终极的心愿。气没有"有"与"无"之分，只有"有形"与"无形"之别；宇宙间只有气的不同存在形式，不存在绝对的虚无。老子的虚无，已被他的徒子徒孙用气填满了。王夫之①精于天文、历法、数学、地理，更是对经学、史学颇有心得，他说："凡虚空皆气也，聚则显，显则人谓之有；散则隐，隐则人谓之无。"也只有学贯文理的人，才会有这样大气的总结。顺着这个思路，似乎可以推导出气的又一个观念：气是一种非经验的存在形式，它是一种哲学思维。

西方之气

眼睛是离大脑最近的器官，进化让大脑相信能看见的东西。我们看不到世界的过去，也看不到世界的未来，我们仅从能看得到的历史记录中知道世界是这样演化的。

上善若水

古希腊人泰勒斯（约前624—前546）是西方历史上第一个优秀的

①王夫之（1619—1692）：明代著名思想家、哲学家、史学家、文学家、美学家。

自然科学家和哲学家。黑格尔说："一个民族有了那些关注天空的人，这个民族才有希望。"泰勒斯就是一个喜欢仰望天空的人。据说一天晚上，他凝望着满天星斗，预言第二天会下雨，正在他发出这个预言的时候，他掉进了一个坑里。别人把他救上来，他说："你知道吗？明天会下雨啊！"于是，人们对哲学家有了一种看法：只知道天上的事情，不脚踏实地。

其实，泰勒斯也观察地上的事。他仔细阅读了尼罗河每年涨退的记录，还亲自勘察洪水退后的现象。他发现每次洪水退后，无数微小的胚芽和幼虫开始生长，于是得出万物由水生成的结论。泰勒斯认为"水生万物，万物复归于水"。在泰勒斯的眼里，水已经超出了一个具体实物的范畴，是作为万物统一基质的本原性物质而存在的，是世界的本原。古希腊时代有一句著名的格言说"水是最好的"，就像老子《道德经》中的"上善若水，水善利万物而不争"。水在公元前的 500 年，穿越了时空，受到了东西方智人的一致赞许。

🐚 "阿派朗" 与气

阿那克西曼德（约前 610—前 545）是泰勒斯的学生。他也认为人是从水里演化出来的，但他问老师为什么万物是由水生成的，水和其他物质相比有什么特殊的地方。老师没能回答出这个问题。青出于蓝而胜于蓝，于是，又一个伟大的哲学家诞生了。阿那克西曼德想象有一种比水更具有适应性的东西作为物质的"本原"，这个"本原"是不定的或无限制的存在，我们的世界只是许多世界中的一个。他把这个东西叫作"阿派朗"（无限定，即无固定限界、形式和性质的物质）。"阿派朗"在运动中分裂出冷和热、干和湿等事物的两面，从而产生万物。阿那克西曼德第一次提出了"本原"的哲学概念，第一次把事物的命运和必然性联系在一起，"在地球上发生的过程必然也会在宇宙各地发生"。他的《论自然》虽然已遗失，但是，他的神秘名言"万物所由之而生的东西，万物毁灭后复归于它，这是命运规定了的，因为万物按照时间的秩序，为它们彼此间的不正义而互相补偿"流传至今。

阿那克西曼德那个无固定界限、形式和性质的"阿派朗"，从本原上说，与老子、管子说的气是多么的相似。在阿那克西曼德的学生阿那克西美尼（约前570—前526）的眼里就是指的同一个东西。阿那克西美尼在他清苦的一生中，始终思考着一个问题：气是不是一种万能的东西，它能否自发地进入我们的灵魂？这样的思考与古希腊"灵魂有时候是生命的呼吸"的文化息息相关，他一直坚持用客观事实来解释这个世界。气遵照自然的力量，通过稀释和压缩被转变成其他的物质，"气是万物之源"是他卓越的命题。阿那克西美尼的气之稀释和压缩，与王夫之的"凡虚空皆气也，聚则显，显则人谓之有；散则隐，隐则人谓之无"没有什么区别。就物质本原来讲，不应该有什么东西方的区别。在朴素的唯物主义的认识阶段，气是物质本原最好的表达。正如恩格斯说的："在星云的气团中，一切实物虽然各自分开地存在着，却都融为纯粹的物质本身，即仅仅作为物质而不按照自己的特殊属性来起作用。"

人不能两次走进同一条河流

大凡洞察世界的人，都很容易把自己封闭起来，潜入一个深邃的意境，在那里最有可能触及本性和本原的东西。赫拉克利特（约前540—前470）就是这样一个人。他出生在伊奥尼亚地区爱菲斯城邦的王族家庭里，他将王位让给了兄弟，自己跑到阿尔迪美斯女神庙附近隐居起来。他身边没有女人，以草根和植物度日，如此清心寡欲的生活让他走向了另一个方向，于是，他的宇宙永恒之"火"诞生了，连同火光散发出的光辉思想照耀了一代又一代的思想者，"这个有秩序的宇宙对万物都是相同的，它既不是神，也不是人所创造的，它的过去、现在和将来永远是一团永恒的活火，按一定尺度燃烧，按一定尺度熄灭"。万物的本原是火，火是诸元素中最精致、最接近于没有形体的东西；更重要的是，火既能自己运动，又能使别的事物运动，这是赫拉克利特的主张，火与万物可以相互转化，原始的统一是不断运动和变化的，永不停止。它的创造是毁灭，毁灭也是创造。由一种东西变成另外一种东西，没有什么东西的性质不变，没有什么东西具有永恒的性质。从这一意义来看，每一种东西既存在，又不存在。有这种对立，才能有世界。"人不能两次走进同一条河流"，这是赫拉克利特的名言，诠释了"万物皆动""万物皆流"的世界观。而且，他认为战争和斗争是事物转化的驱动力。荷马祈祷"但愿诸神和人把斗争消灭掉"，而赫拉克利特说："如果听从了荷马的祈祷，那么，万物都会被消灭。""应当知道，战争对一切都是共同的，斗争就是正义，世间万物都是通过斗争而产生和灭亡的。"也许赫拉克利特并没有认为他一生苦行僧般的生活有多么痛苦，就像他的另一句名言所说"上升的路和下降的路是同一条路"，他开创了辩证思维的先河，这也使他赢得了辩证法奠基人的美誉。

科学思维的诞生

如果有一个人，他精通哲学、逻辑学、物理、数学、天文学、动植物学、医学、心理学、伦理学、军事、艺术，他有包容科学和星相术的气量，这个人应该是德谟克利特（约前460—前370，一说前356）。

德谟克利特从希腊出发，渡过地中海，来到尼罗河的上游，研究那里的灌溉系统，在埃及研究几何，在波斯学习星相术；他为了他的

《宇宙大系统》游历了巴比伦、印度等文明大地；他为了不让眼睛蒙蔽理性的光辉，据说弄瞎了自己的眼睛。德谟克利特没有了眼睛，但是有了当时最先进的科学思维：万物的本原是原子和虚空。原子是不可再分的物质微粒，虚空是原子运动的场所。原子叫作存在，虚空叫作非存在，但虚空只是相对于原子的不存在，其实，非存在与存在都是事实。原子在宇宙虚空的旋涡运动中产生，人也是宇宙原子运动的产物。所以，德谟克利特认为人是一个小宇宙。德谟克利特的原子论里没有神存在的空间，他认为，人们的认识是由事物流射出来的原子形成的"影像"作用于人们的感官而产生的。人的灵魂也是由最活跃、最精微的原子构成的，因此，它也是一种物体。原子分离，物体消灭，灵魂当然也随之消灭。除了永恒的原子和虚空外，从来就没有不死的神灵。德谟克利特不愧为留基伯的高徒，西方科学基因的缔造者，他的原子论后来经伊壁鸠鲁、克莱修及约翰·道尔顿的进化，最终形成了近代的科学基础。

约翰·道尔顿（1766—1844）的化学原子论创造了一个崭新的科学世界：化学元素由不可分的微粒——原子——构成，原子在一切化学变化中是不可再分的最小单位。同种元素的原子性质和质量都相同，不同元素原子的性质和质量各不相同，原子质量是元素的基本特征之一。道尔顿提出了第一张原子量表，用简单的符号来代表元素和化合物的组成。道尔顿开创了原子量测量和化学科学的新时代。

约翰·道尔顿终生未婚，是一个色盲，但是，他是那个时代看得最清楚的人。他的原子论不仅在科学上影响深远，而且在哲学上也一直引领着人们对物质结构的追求。

ℰ 科学的气量

原子不可分的思想曾经是一个天才的猜测，但是到底有没有构成物质的最小粒子，人们对此仍然有不同的看法。

今天，我们已经知道原子还可以再分解，原子是由原子核与核外电子构成的，原子核又是由质子和中子构成的，中子、质子又是由夸克组成的，那么夸克又是由什么组成的呢？如果以科学的名义和科学的方法把物质微粒无限地分割下去，从逻辑上讲，那个微粒永远都分不完，永远都找不到，这是微观世界的遗憾。

就像人们一直在寻找构成物质的那个最小的东西一样，人们相信只要找到了引起疾病的那个东西，就可以消灭疾病。19 世纪以来，"科学"与逻辑实证方法结合得越来越紧密。生物学家发现了肺炎链球菌引起大叶性肺炎，伤寒杆菌引起伤寒，脑膜炎球菌引起流行性脑膜炎等。青霉素、磺胺类药物的成功研制，让人们更加坚信医学就是科学。从分子生物学到脑科学、基因组学、系统生物学，以及精准医学，现代医学的希望在不断地更替。人们从来没有像今天这么自信，我们就要战胜疾病了。然而，也有一些谨慎的医学家在思考一个问题：为什么我们的医疗方法在不断地进步，药物在不断地换代和丰富，但是疾病不但没有得到控制，反而越来越多？小到感冒，大到癌症、糖尿病、类风湿关节炎、阿尔茨海默病等，哪一种病我们真正治愈了？

人类的困惑是从视野的开阔开始的。我们对身体的困惑尤其如此。早期细菌学、病毒学研究带来的惊喜现在让人发呆，遗传和基因组学的成就似乎也没有开始时那样让人兴奋。今天我们面临的健康问题比以往任何时候都复杂得多，尽管如此，你仍然可以像两千年前人们期待的那样——人类总有一天可以攻克疾病。这是科学主义的信仰。但是，如果有一天，科学完全证实了人类命中注定要与疾病永远相伴而生，那么千万别对科学悲观。因为，达尔文早就说过"科学就是整理事实"。

任何事实和证据都是受评价者的世界观影响的。然而，一提到科学，似乎就是真理，就是正义。以科学的名义显示其学术的高贵是科学主义者和江湖术士的共同法宝。然而，什么是科学，至少直到今天，无论是科学家，还是哲学家都没有给出一个成功的定义，难怪爱因斯坦感慨地说："科学的童年已经过去了。"一些谨慎的科学家也注意到科学本身的局限性，至少医学不只是个科学问题。面对事物的复杂性，只要存在疑惑，只要没有定论，包容和民主的精神应该成为科学的气量。这个气量，应该有阿那克西曼德的"阿派朗"之气，更应该有管子的"其细无内，其大无外"之量。

身体之气

> 如果身体的灵与肉是两个世界，那我
> 们一定低估了宇宙的神奇。凡可状，
> 皆气也。气可以养人，也可以害人。

气的性情

如果身体的灵（精神）与肉（物质）是两个世界，那我们一定低估了宇宙的神奇。只要有足够的时间和空间，没有生命的物质可以变成有生命的灵魂，更不用说上帝的创造。

气是创造神奇的根本。"无始两间皆气也"，"无始"是气的时间坐标，"两间"是气的空间坐标，气在这无限的时空中，生生不息。张载说："凡可状，皆有也。凡有，皆象也。凡象，皆气也。"（《正蒙·乾称》）他的意思是，一切可感知的现象都是气。

马克思说："物质带着诗意的感性光辉对人的全身心发出微笑。"如果世界是由原子构成的，那么这个原子不是冷冰冰的原子，它散发着宇宙的光芒。因为，近年一些研究似乎在提示：物质是否真的存在过？原子无限分下去的话，最后是没有形状的能量。如果要用语言来描述它的形状的话，那只能是管子的"其细无内"了。不管有形还是无形，气有能量就有性情，只是我们的感知能力有限，不过有灵气的人，可以更多地感受到来自气的生命张力。

古人论事谈物，很爱用"气"。仙气、泄气、秽气、福气、财气、义气。清代刘熙载的《艺概·书概》说："凡论书气，以士气为上。若妇气、兵气、村气、市气、匠气、腐气、伧气、俳气、江湖气、门客气、酒肉气、蔬笋气，皆士之弃也。"万物似乎都可用"气"来描述。有人说这是汉语的模糊特点，其实，这个世界一直没有清楚过，模糊是一个谨慎的态度。即使在今天，模糊的价值也没有过时，就像你去火车站接一个陌生的人，用数学标记这个人眼睛、鼻子、嘴巴的数据，还不如用眼睛大小、鼻子高低等模糊的形容管用，更不用说有时候的气息感知了。气是活灵活现的，气息是有性情的。古人"意气"用"事"的背后是人与事的统一。

中国人喜欢谈"气"，不仅是因为世界是由气构成的，而且这个气本身是灵魂的归宿，精神与肉体的家园，是一种诉诸感知的生命力量。《周易·系辞传》上说："精气为物，游魂为变。"从先秦开始，精、气、神就是生命的三宝。朴素的气元论决定了中国人精神与肉体的统一。

气聚在一起就是一个东西，不管好东西还是坏东西，都会散发出气息。人也是由气构成的，一个人因"气"的不同，所散发出来的"息"也就不同，这叫作一个人的"气场"或"气质"。魏文帝（曹丕）说孔融"体气高妙"，孔融七岁让梨，以英伟冠世之资，师表海内，自然体气高妙；魏文帝又说徐幹有齐国人的迂缓之气，刘桢有一股飘逸之气。魏文帝八岁能提笔为文，善骑射，通晓诸子百家，文武双全，故能以气度人。《史记·项羽本纪》中记载了一种天子之气："吾令人望其气，皆为龙虎，色幻五彩，此天子之气也，急击勿失。"其实，天子之气有多种，正如定国安邦之策皆不同。

女人之气，是一种味道，女人味不足的时候，可以用香奈儿来弥补，然而，再怎么补也替代不了人的本味。按中医理论，女人之气属阴，应地，属阴就要藏，藏不住的女人容易命运多舛，于外不能旺夫，于内影响肾气。相对于女人之气，最具男人味的是士气、阳气。士气是一种勇往直前、充满着责任感的男子之气，还有辛弃疾说的"气吞万里如虎"的豪迈之气；而阳气是能散发光和热的那些东西。

孟子说："气者，体之充也。"中国的读书人与外国的读书人有很大的不同。"书卷气"是气文化埋藏在中国人心底最深的一种性情。书卷气就是读书多而自然产生的那些东西，即追求道义和理想。人要是太理想了就容易脱离现实，所以，中国的读书人总有几分悲情。鲁迅曾说过：真正的知识分子对于社会永远是不满意的，他们感受的永远是痛苦，他们预备着将来的牺牲，社会也因他们而热闹。最有美感的书卷气是艺术化了的韵气，它散发在书法、绘画、琴乐等艺术大师们的身上，静穆幽雅，生动感人。具有审美价值的书卷气，它的生物学依据就是朱丹溪讲的"有诸内者，必现其外"，正所谓"腹有诗书气自华"。

天有气，人有性，气的流动，给这个世界带来了无限的生机。一个"气"字，因它的性情而精彩。

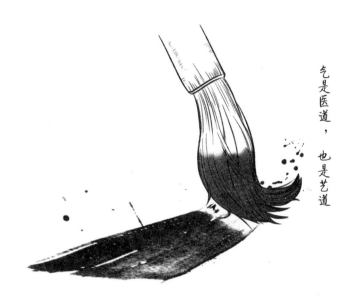

气是医道，也是艺道

湿气太重

似乎许多病证都与湿气有关，养生馆里也经常给顾客"普及"一些似是而非的湿气知识。反正我的病人当中，时常有人问我"是不是湿气太重"的问题。

"湿"字，有个水字旁，所以与水有关。被水浸了，水分一多便是湿。女人是水做的，所以，湿与女人有着微妙的关系，至少，女人身上的湿气要比男人重一些，这是阴阴相生之理。湿与干相对，水与火相对，所以，燥湿的方法可以用火和热。爱是有温度的，可以燥湿；艾也有温度，不仅可以燥湿，还可以驱寒。所以，当下许多养生馆、美容院都合理不合理地做起了艾灸。

一个人在阴暗潮湿的地方待久了，湿气就会侵入人体，对健康造成损害。这时候，湿气就变成了"湿邪"。如何知道有没有湿邪为患，我们是根据湿气的特点来感知其存在的。湿气最重要的特性是"重浊"。"重"的意思就是沉重、胀满，"浊"的意思就是浑浊、秽浊不清。因此，只要我们身体上出现具有以下特点的感觉，如头重如裹、周身困重、四肢酸懒沉重、关节疼痛重着、水肿等，或是小便浑浊、白带黏稠、眼屎多等排泄物和分泌物秽浊不清的现象，就表明体内有可能是湿气太重。湿邪的第二个特点是湿性黏滞。黏有黏腻的意思，滞有停滞的意思。所以，一些诸如大便黏腻不爽，以及一些病程较长、缠绵难愈的病症，我们也考虑湿邪为患的可能性。

清代温病大家叶天士说："吾吴湿邪害人最广"，其实，不光是吴人易感湿邪，而是有越来越多的人暴露在湿邪的环境里。现在湿邪已经发展到一个严重的程度，或可以称为"雾霾"。雾霾为病，本属湿浊为患，张景岳说："湿之为病，有出于天气者，雾之属是也，多伤人脏气；有出于地气者，泥水之属是也，多伤人皮肉筋脉。"反正天地之间的污浊之气就是雾霾。如今雾霾让我们湿气加重，因为雾霾是靠肺吸入机体的，所以，防止雾霾我们首先想到了一个词——清肺。叶天士在所著《叶选医衡》中说："湿者，天地间阴阳蒸润之气也。所感之由，或由雾露之侵，或因阴雨所客。"按照中医理论脾主管湿，治霾更要健脾。

湿邪可以从外部侵入人体，这叫感受"外邪"。其实，现在人们的起居条件已经大大改善，长期在阴暗潮湿的地方和漏雨涉水的时候不多了，但是，湿气重的现象并没有得到改善，而且越来越严重了。这是因为湿邪不仅可以外感，而且更多的是可以内生。湿邪内生的主要原因是脾运化水湿功能的减弱，所以，健脾是除湿的最基本方法。比健脾更好的方法是健康的饮食习惯，即谨慎摄入生冷、碳酸冷饮、油腻等肥甘厚味，中医讲"多一分生冷，多一分湿气"。

湿气经常与其他邪气结合在一起，寒湿、风湿、暑湿、湿热等，一个"湿"字，让我们的身体沉重，让我们的阳气受到损伤，让我们的经络闭塞不通。大风可以吹走天空的雾霾，让空气变得干燥清新，让细菌等微生物失去繁殖和传播的条件，但是大风吹不走我们身体里的湿气。有一个故事告诉了我们一个简单的除湿方法。东汉时期，"伏波将军"马援，奉汉光武帝刘秀之命，率兵远征广西，平息南疆之乱。在平乱途中，将士们感染了山中的一种湿毒之气，出现下肢水肿、全身肿胀的现象，马援只得下令安营扎寨，寻找救治办法。数日后，一高人用当地一种形似珍珠的种仁熬汤给将士们喝，结果奇迹般地祛除了湿毒之气，使马援大获全胜。这种曾经神奇的种仁就是现在普通的薏苡仁。《本草经疏》说："薏苡仁性燥能除湿，味甘能入脾补脾，兼淡能渗湿，故主筋急拘挛不可屈伸及风湿痹，除筋骨邪气不仁，利肠胃，消水肿令人能食。"后人为纪念这位大将军便把那坐山称为"伏波山"，山中的洞称为"还珠洞"，这就是现今桂林漓江江畔的"伏波胜境"，而"薏苡仁"也就有了"薏珠子"的美誉了。

有一种说法，阴陵泉穴可以祛湿。阴陵泉是脾经的合穴，脾属土，泉与水有关。《说难》中这样解释："阴陵泉乃脾合水穴，脾为阴中之至阴，陵高于丘也，泉高之处水流也。"兵来将挡，水来土掩，顾名思义，阴陵泉有一大主治是与水有关，水肿、尿潴留、尿失禁、腹水、水样便等。水之散为湿，湿之聚为水，水湿同质，所以，阴陵泉除湿成为经典。《百症赋》说："阴陵、水分，去水肿之脐盈。"

我们有十几个穴位可以除湿，也有几十种中药可以芳香化湿或者利水燥湿，然而，很多时候湿依旧是湿，因为，湿性黏滞，不易彻底清除。

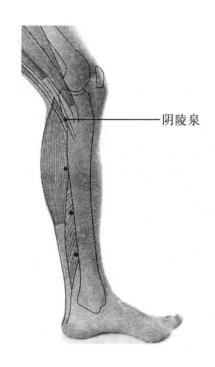

阴陵泉

寒气太深

寒，是一种感觉，我们虽然能感觉到，却看不见。这种感觉在三千多年前，人们感受得非常真切，所以那个时候的"金文"寒字（𡧤），是"房屋"（宀）中间蜷缩的一个"人"，左右两边是两根"草"，下面两横表示"冰"。这四个造型结合在一起所表达的就是"寒"字的全部隐喻。寒字后面加一个"气"字，便谱写出"寒"字背后的文化和医话。

一个人的家如果除了草就是冰，那一定是卑微的，这个家叫"寒舍"，家里的门叫"寒门"，家里的女子叫"寒女"，家里的生活状态叫"饥寒交迫"，家里的小吏叫"寒门薄宦"。总之，一切都是寒酸的，这是寒发出的一种凋零凄凉之气，这种寒气让人寒战，让人心酸。还有一

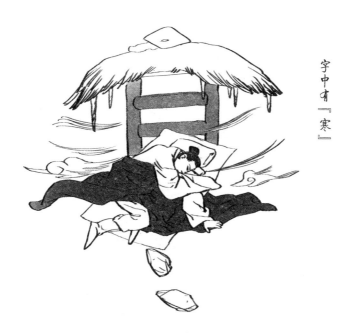

字中有「寒」

　　种寒气，虽然凄凉，但很壮观。那是荆轲的"风萧萧兮易水寒，壮士一去兮不复还"，是花木兰的"朔气传金柝，寒光照铁衣"。这种寒气是一种壮气和斗气，是寒微之极的翻转，充满着"杀气三时作阵云，寒声一夜传刁斗"的壮怀激烈。相比于"寒光照铁衣"的悲壮，"寒雨连江夜入吴，平明送客楚山孤"渲染的寒气充满了离别的伤感与忧淡，弥漫在满江烟雨之中，把整个人与大自然紧密地连在了一起。这种寒气，读懂了就是一幅美丽的画，也可以是"天人相应"的脚注。

　　《列子·汤问》说："凉是冷之始，寒是冷之极。"凉气、冷气、寒气是同一类的气，都属阴气，这类气的共同特点是容易损伤人体的阳气。中国人喜欢热饮和热食，是担心冷饮和冷食损伤机体的阳气，养生家告诫我们夏天要少吹空调，这是因为中医强调顺应四时，夏天就要有夏天的样子，不热一点、流点汗，冬天可能容易出现健康问题。这是从"春夏养阳，秋冬养阴"的养生学说中来的。不管什么方法，保护好我们的阳气，是健康的一个真理，护阳最重要的就是避免寒气伤人。

寒，是自然界气候的一种属性，进入人体所产生的东西就是寒气。寒气太深，就会产生疾病，我们把引起疾病的寒气也叫作"寒邪"。寒气和寒邪都看不见，所以有人"发明"了一些诊断寒气的方法。曾有位健康杂志的编辑告诉我：她同事去刮痧后，皮肤出现瘀青，结果被诊断为"宫寒"；还有拔罐时，拔出瘀血来，就说明有寒气，而且颜色越深就说明寒气越重。这些不谨慎的诊断近乎可笑，然而很流行，似乎成为"科普"的一项成果。

寒邪致病有以下特点。《说文解字》说"寒，冻也"，自然界的严寒可以让流动的物体运行不畅或者凝冻起来，人体内的寒邪可以使气血津液运行缓慢，或气血凝滞，经脉不通。"不通则痛"，这是中医的一条基本原理，所以，寒与疼痛关系紧密，出现了痛，我们就联想到了寒。我们看不到寒邪，但可以体验到身体的疼痛，有一分疼痛，便有一分寒气，这就是《素问·痹论》说的"痛者，寒气多也，有寒故痛也"。

怕冷是体内有寒邪的一个最明显的表现，比怕冷隐晦的一个表现是蜷缩，就像"寒"字所表达的一个人蜷缩在草丛中，寒气的特点是收引、蜷缩。"收引"，有收缩牵引之意；寒性收引，即指寒邪可以让人出现气机收敛、肌肤腠理闭塞、经络筋脉收缩牵急之类的症状。《素问·举痛论》说"寒则气收"，寒气客于经脉，脉寒则蜷缩，蜷缩则脉绌急，绌急则外引小络，故卒然而痛。

蜷缩暴露了一个人寒气的踪迹。现代人寒气的产生更多的不是外来寒邪的侵袭，而是心阳、肾阳等阳气的不足。我们了解了寒邪致病的特点，结合整体的舌脉及症状，才能推测出寒气到底有多深。

🔥 火气太大

怒火、欲火、恼火，不管什么火，积攒到一定程度就会冒火，如同火山的井喷，火是能量宣泄的一种形式。从不发火的人是圣人，圣人积蓄的能量转化成了"圣灵"，照亮了黑暗的夜空。大部分人是要发火的，而且火气越来越大，相比之下，一般人的圣火像是奥运会开幕式上的短暂表演。

"火"，甲骨文为"𝔐"，像火焰升腾之形。火的本质是燃烧。爱发火的人，经常是燃烧了自己，照不亮别人。所以，火气大的人，损人不利己。中医讲怒伤肝，反过来，肝失疏泄的人也容易发怒，这是肝与火的关系。体内的火都有个出口，肝火的出口在足背上的"太冲"部位，有研究提示刺激这个穴位可以疏肝泻火。

《黄帝内经》把身体里的火分为"正火"和"邪火"两类。正火是维持机体正常生理功能之火，也叫"少火"。《素问·阴阳应象大论》说"少火生气"，李中梓在《内经知要》解释正火其实就是阳气："火者，阳气也，天非此火，不能发育万物，人非此火，不能生养命根。"少火又分为君火和相火，"君火"实际就是心之阳气，"相火"指肝、胆、肾、三焦等之阳气。"君火以明，相火以位"，这是儒家思想对中医的影响。"邪火"是病理之火，又称"壮火"。壮火由阳气亢盛而产生，壮火可以消耗人体的正气，所以，《素问·阴阳应象大论》说"壮火食气"。

《儒门事亲》记载："盖扰攘之时，政令烦乱，徭役纷冗，朝戈暮戟，略无少暇，内火与外火俱动。"其中首次提到的"内火"和"外火"说的是火的来源。中医讲的"内火"是指身体内自生的火邪，"外火"是来自外界之火。外火能击溃人体的防御系统，能由外部侵入人体内，可见其实力非凡，所以，外火都是"实火"。内火有虚实之分。按照阴阳水火的平衡关系，水少了，就制衡不了火，火焰就会又旺又高，这就是所谓的阴虚火旺，是虚火。虚火只能滋阴补水。还有一种虚火是李东垣说的"气衰则火旺"。《兰室秘藏·饮食所伤论》中说："夫喜怒不节，起居不时，有所劳伤，皆损其气，气衰则火旺。"气虚引起的火与阴虚引起的火，在治疗方法上完全不同，一个要补气，一个要滋阴，看来降火要远比喝凉茶复杂得多，何况还有朱丹溪在《格致余论》中提出来的"气有余便是火"。

到处都是火，金元以后火变得广泛而普及。这与金元初年师爷级人物刘完素的学术主张有关，他大力倡导"火热论"，强调风、湿、燥、寒诸气在病理变化过程中，都能化生火热，这就是著名的"六气皆能化火"学说。刘完素在《素问玄机原病式》中还说："五脏之志者，怒、喜、悲、思、恐也，悲作忧。若五志过度则劳，劳则伤本脏，凡五志所伤皆热也。"这就是说各种情绪过激都可能化火。刘氏的学术思想对后世影响很大，从气郁化火，发展到瘀久化火，"火"名副其实地火了一把。火到以至于陈实功说"百病由火而生"，火到看见了红、肿、热、痛，就清一色地苦寒降火。任何事物过了火，就会产生副作用。苦寒降火固然有效，但固护好我们的阳气更重要。

有人把中医的"火"比作西医的"炎症"，这是一个富有想象力的比喻。公元1世纪，罗马人提出了炎症主要表现为发红、肿胀、发热和疼痛四大症候，这与《尚书·洪范》中"火性炎上"说得差不多。与《素问·至真要大论》病机十九条中总结的"诸热瞀瘛，皆属于火""诸逆冲上，皆属于火""诸躁狂越，皆属于火""诸病胕肿，疼酸惊骇，皆属于火"也差不多。这里的"热""逆冲""狂越""胕肿"都是"火焰"所表现的亢奋、炎上的属性。掌握了火的属性，就掌握了火的症候，学习中医的"火"，其实比学西医的"炎症"要容易，因为你只需学一半，剩下的是体验。

那么，火的属性和火邪致病的特点是什么？火为阳邪，阳亢临床上就可能表现出高热、恶热、面赤、脉洪数等明显的征象。由于迫津液外泄而多汗，消灼津液而口渴喜饮，会出现咽干舌燥、小便短赤、大便秘结等伤津的症状。由于"壮火食气"或气随津耗，还可能会出现乏力、少气等。火性炎上，可能表现出头痛、面红、咽喉红肿、牙龈肿痛、口腔糜烂等病症。火与心相应，易扰心神，可出现心烦、失眠或者狂躁不安、神昏谵语等病症。火性炎烧，易腐筋肉，出现痈肿疮疡、红肿热痛等症状。火热燔灼经络，迫血妄行，引起各种出血的病症，如吐血、衄血、便血、尿血、皮肤发斑、崩漏等病症。火原本就是指具象的火，后来有了哲学概念，再后来有了中医的火，这是取类比象的演绎过程，是我们洞悉身体之火的捷径。

风气太盛

人们比较相似事物的兴趣是本能的，我们认识身体里的风也是从感知自然界里的风开始的。

风是一种常见的自然现象，《汉语大辞典》解释风为空气受热而涨，遇冷而缩，因涨缩而流动的现象。风的流动是任意的，游走不定，所以，当身体上的疼痛在不停地游走，瘙痒没有固定部位，那可能就是风在不停地吹动着症状的坐标，这就是岐伯说的"风者，善行而数变"。风不仅能吹动症状，而且，风大了能吹得地动人摇，让人眩晕、震颤、抽搐、痉挛，换句话说，出现类似摇动的症状也可能是风吹的，这是张仲景说的"风胜则动"。

有人一觉醒来，嘴突然歪了，半个身子不能动了，这种突袭而来的症状是风的急促，有说来就来的特点。当然，现在我们知道这是由于脑部血管突然破裂或因血管阻塞而引起的急性脑血管疾病。但在以前，人们看不见大脑里的变化，只知道它像一阵飓风，突然就把人改变了，所以叫它"中风"。

风无色无味，变化无常，让人难以捉摸。有些风是虚的，是空穴来风，所以，我们不能一味地看到风症就说有风。虽然有风的地方就有声，但是，风声有时候只是风传。除了大自然的风声人人都能听见外，"随风潜入夜"的东西需要细细体悟才能捕捉到，无论是有形的还是无形的，是心理的还是生理的。

风，可以吹动人的头发让人思动连篇，也可以吹动人的身体让人感到地动山摇。不同的"风"在改变着我们的身体。东风是吉祥的象征，预示着春天的来临，"东风夜放花千树"道出温暖，"古道西风瘦马"道出凄凉，这是风的"心理学"。

《素问·阴阳应象大论》说："东方生风，风生木，木生酸，酸生肝。"一句话，肝为风木之脏，"风气通于肝"，这是风的"生理学"。《类证治裁》说："风依于木，木郁则化风。"《素问·至真要大论》说"诸风掉眩，皆属于肝"及"诸暴强直，皆属于风"，这是风的"病理学"。

当然，风的生理病理并不只与肝有关。火和热达到一定程度也会生风。有一种热病，使人高热不退并出现手足抽搐、角弓反张，这是典型的"热极生风"。风一旦和火掺和在一起，风借火势，火助风威，大有燎原之势，这是风类疾病中的重症。潮热和五心烦热都是阴虚的典型表现，如果再有风症的临床特征，如肌肉瞤动、手足蠕动、头晕目眩，就叫"因虚生风"。在因虚生风里，还有一种"血虚生风"，因为阴血亏虚、筋脉失养、虚风内动，主要表现为肢体震颤、关节拘急、肌肉润动、肢麻皮痒等。

关于风，《黄帝内经》很强调一点，即风为百病之长。《素问·玉机真脏论》说"是故风者，百病之长也"，《素问·风论》说"故风者，百病之长也"，《素问·生气通天论》说"故风者，百病之始也"，《素问·骨空论》说"余闻风者，百病之始也"。这样密集的强调让遵古的医家们认为风邪是外感病的始发和首要病因。风，其性开泄，是风打开了机体的腠理，让寒、湿、热、燥、暑袭入体内。《临床指南医案》说得好："盖六气之中，惟风能全兼五气，如兼寒则为风寒，兼暑则为暑风，兼湿则曰风湿，兼燥则曰风燥，兼火则曰风火。盖因风能鼓荡此五气而伤人，故曰百疾之长也。"《温病条辨》也说："五运六气，非风不利，风也者，六气之帅也，诸病之领袖也。""风为百病之长"的另一层含义是说风邪致病的多样性。《黄帝内经》中以风命名的病症居各类疾病之首，就部位而言，有经风、脉风、肝风、心风、脾风、肺风、肾风、肠风等；就兼邪而言，除了六淫，还有劳风、漏风、首风等，甚至"汗出而身热者，风也"（《素问·评热病论》）。我们的身体有那么多的风，真是"风气太盛"。好在我们身体上也有许多的出风口——风府、风池、风门、风市、秉风、翳风、八风等，这些穴位都与风有关，故而孙思邈说："凡诸孔穴，名不徒设，皆有深意。"

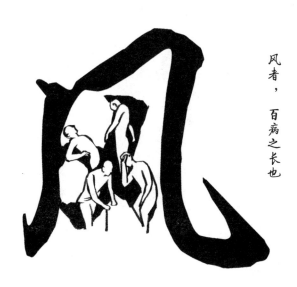

风者，百病之长也

🐾 一身正气

"天地有正气，杂然赋流形。下则为河岳，上则为日星。于人曰浩然，沛乎塞苍冥"，这是南宋诗人文天祥的正气。中医里，正气是维持人的正常生理和抵御疾病能力的统称，也称为真气。《素问·刺法论》说："正气存内，邪不可干。"

《左传》记载：郑国宰相子产探视晋侯的病情，他对晋国的大臣叔向讲述了一段养生的道理，人要在不同的时段做与之相应的事情，如早晨要听政，夕以修令，夜晚要使身体安息等，这样人的气就可以得到调节。朱丹溪说：人体的气充足平和，什么病都不会生，一旦有怫郁，诸病生焉。所以说人身上的病，多是气郁所致。

气对健康很重要，因此《难经》上说气是人体的根本。但是，我们从来就没有看到这个根本究竟是什么样子。在甲骨文、小篆的字形里，气像云气蒸腾上升的样子，这显然不是生命之"气"。

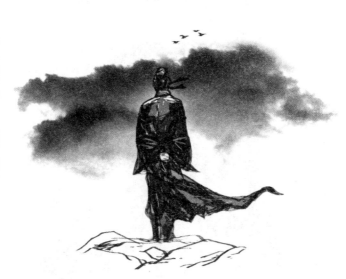

气是无形的，但有能量
就像目光是无形的，但有力量

　　在中医学中，把有形和无形演绎得最出神入化的就是"气"了。虽然我们的肉眼很难看到"气"的形态，但很多时候，我们能感觉到它的存在。气虽然是无形的，但有能量；就像目光是无形的，但有力量。

　　气的力量是哪里来的？至少有一部分来自我们鼻子呼吸的空气，鼻孔是生命的第一道气口，很早的时候"鼻"写作"自"。《说文解字·自部》曰："自，鼻也。"所以，当人们说"自己"的时候，常常用手指着自己的鼻子。相术上说鼻梁丰挺的人，对疾病和危机的应变能力强，这其中有什么道理不得而知，但是，"自"下面加个"心"，生命就有了气"息"。

　　有能量的东西，背后一定有物质的存在。对生命而言，除了空气，气的力量来源于食物，这一认识在唐朝后彰显得无比明确。所以，唐朝之后，繁体字"气"的写法一直用"上气下米"这个"氣"字。米是食物的符号，对人而言，没有比吃更重要的了。后来，"氣"字简化为"气"字，把米字去掉了，这个简体的"气"，很容易让人忘掉吃的意义，因此，吃出来的疾病越来越多。

　　米下到锅里，如果没有火，永远不会变成香喷喷的热米饭，也不会产生蒸腾之气来温煦生命。这就是中医最朴素的"气化"的思想。《尚书引义》说得好："气化者，化生也。"生命由气所化生，而且化生得绚丽多彩，让整个中医理论充满了气的乐章。聚于胸中的宗气，让你的呼吸、言语清晰而有秩序，让你的心律和脉搏均匀而有节奏；运行在脉中的营气，营养和化生着我们生生不息的血液；还有行走在皮肤分肉之间的卫气，守卫着我们身体的第一道防线。这是我们身体里正气的主力军。气的化生，不仅化出了宗气、营气、卫气、血、津、精等，而且化出了五脏六腑之气——心气、肺气、脾气、肾气、肝气、胆气、胃气等，气字前面加一个定语，实际上是对机体不同功能特性的总结，也都是正气的不同表现形式。

升、降、出、入，是身体里正气的四种运动形式。气处于不断地运动中，流行全身，推动和激发脏腑、经络的生理活动。脏腑气机升降运动的动态平衡是维持正常生命活动的关键，如肺的一呼一吸和宣发肃降、脾的升清、胃的降泄，这都是一身正气的表现。有气正的一面，就会有气邪的一面，气郁（滞）、气逆、气陷、气脱、气闭，都是正气的太过或不及。

气血不亏才能一身正气。我们看到文献记载最早的诊断报告就是关于气血的。《左传》记载：公元前552年，楚康王让薳子冯做令尹，薳子冯称疾不仕，饿着睡在床上。楚王派医生去探视他。医生回来回复楚王，说他"瘠则甚矣，而血气未动"，意思是说薳子冯虽然消瘦，但正气未损。"气"在战国时期非常流行，诸子百家都讲气，最后讲到了身体的每一个角落都是气。"气"与其说流行在人们的身体里，不如说流行在人们的脑子里。"气"的思维方式满足了我们对世界大同与终极的心愿。气，是一种非经验的存在形式。

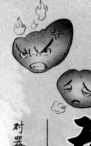

五脏的边界

对器官的不同认识，一直在模糊着我们的视线。

五脏的边界

对器官的不同认识，一直在模糊着我们的视线。

我们身体里看得见、摸得着的那五个器官 Heart（哈特）、Liver（理沃）、Spleen（斯彼林）、Lung（朗）、Kidney（肯蒂尼），原本跟中医里的心、肝、脾、肺、肾一点关系都没有。当一批批西方传教士来到中国的时候，中西医开始了碰撞。1839 年受伦敦布道会派遣，优秀的英国医生合信等来华传教。他们在行医和传教的同时，把西方的医学书籍翻译成中文。在翻译的过程中，他们毫无保留地使用了中医"五脏"的术语翻译了西医解剖上的"五个脏器"，中西医的心、肝、脾、肺、肾从此在"语言"上统一了起来，这是中西医的第一次结合。第一次总是美好的，充满了理想和期待，然而，事与愿违，对五脏的不同认识，一直在模糊着我们的视线。

中西医结合是一个多么美好的愿望，我们耗费了大量纳税人的钱，不遗余力地在证明中医五脏与西医五脏之间的关联；我们也在引用《希波克拉底文集》中记述的"肺病患者秋季不佳"来印证中医"肺应秋"之间的共识。然而，解剖学和意象学之间的鸿沟始终难以跨越。

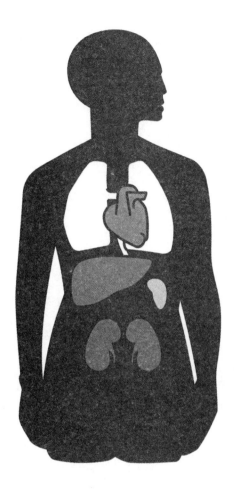

这是看得见的五脏

中医五脏的概念从一开始就不是个什么"实物"，它是在五行等理论指导下，对人、自然、心理、社会等五大关联系统的朴素划分。《灵枢·本藏》说："五藏者，所以参天地，副阴阳，而连四时，化五节者也。"中医以五脏为中心，在体与六腑、骨肉、皮毛、五官相合，在天与四时阴阳相应，在情与喜怒哀乐相随，是一个以心、肝、脾、肺、肾为代表的五大系统。这个系统是一个有机的整体，牵一发而动全身。

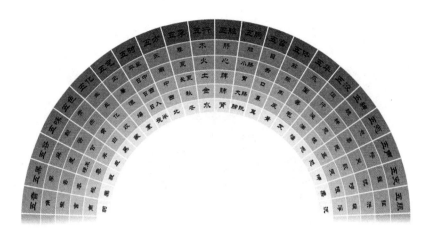

人体五大系统图

我们似乎看不到五脏的边界，这张图让我们只看到了一半的世界。所以，当中医说你肾有问题的时候，千万别认为就是腰两旁的那对"腰子"。

海森堡曾经说过："我们所观察到的并不是自然本身，而是我们提问的方法所揭示的自然。"我们的祖先对生命、对健康的诠释向来都是"形与神俱全"，所以，古人最强烈表达心和身、精神和物质密切相关的方式，就是五脏配五志。当我们的情感有了归宿的时候，情感的伤害也就造成了肉体的伤痕。怒伤肝，悲伤肺，喜伤心，思虑伤脾，惊恐伤肾，中医的五脏不仅重新规划了人体的生理功能，而且也划分了我们的精神世界。

对人的"五脏"，从科学的角度来理解，从文化的角度来欣赏，是我的一个追求。

心

心，一个高等动物的器官。在解剖学
家的眼里，它像拳头那么大；在我的
眼里，它通向了宇宙的边界。

心中的神

中医教科书上说，心的生理功能是"心主血脉"，再通俗一点儿说，心的功能（心气）是推动血液在血管中运行。这与 17 世纪英国医学家哈维发现的心脏收缩推动了血液流动是完全吻合的。所不同的是用词相异，一个是用"心气"，一个是用"收缩"。一词之差，折射了两种医学的分化。

哈维问自己，心脏的一次收缩，能挤出多少血液离开心脏，他计算出来了，是 2 盎司（1 盎司≈28.4 毫升）。如果按心脏每分钟 72 次收缩计算，一小时射出心脏的血液应该是 8640 盎司，比身体的重量还要高出几倍，于是哈维证实了射出去的血又回到了心脏。这是数学的力量，哈维的智慧。哈维的血液循环理论从此开创了医学新纪元，也拉开了两颗心（中医的心和西医的心）之间的距离。

神的概念一直是一种超自然的力量，他能左右人的行为和意志，他藏在心里面，由心所发。信了他，他就是万能。《广韵》讲"神，灵也"，我们看不到神的模样，用科学方法也找不到他的轨迹。但是，神也一直没有被科学消灭。过去神涵盖了科学，现在心一直向往着神，但始终不能合二为一。心和神就像男和女，原本是浑然一体的，现在成了两个东西。

中医说"心藏神"，这个"神"看不见，但摸得着。它是指人的精神、意识、思维、情志等心理活动，他住在心里。《灵枢·邪客》说"心者，精神之所舍也"，血液循环理论的鼻祖哈维在《心脏的运动》中大胆阐述：心脏是一个泵，也是一个"中心"。"中心"是一个颇具政治色彩的词汇，心脏的中心地位被中医理论演绎得淋漓尽致。《素问·灵兰秘典论》说："心者，君主之官也，神明出焉。"心脏，就是人体的君王，君王需要保护，所以出现了一个"心包"的概念，这是中医取类比象思维向社会学的延伸。只要你有足够的想象力，学习中医就不那么困难，但要弄懂四个字——取类比象。

精神心理活动分明出自大脑，与心毫不相干。这种概念上的混淆，是科学与文化上的矛盾。有矛盾，没关系，本来世界就充满着矛盾。现在我们可以体体面面地说：在中医理论体系里，心的概念涵盖了脑的功能。所以，有一种精神恍惚叫心气涣散，有一种胡言乱语叫痰蒙心窍，有一种精神低落叫心气不足，有一种失眠叫心火上炎……因此，千万不能把中医的五脏与西医的五脏等同起来。

心是一个中心，向内向外无限地延伸着。看不见的那一端是神，是精神。要想了解生命是如何运动的，就必须了解精神和生命本身。就像物质可以决定精神一样，精神也可以产生物质。这个过程不需要酶的催化，也不需要化学方程式的推导，心本身的反应就可以完成。我不知道这算不算是罗伯特·兰札的"生物中心主义"，他的结论也是建立在主流科学基础之上的，并且是某些伟大的科学思想的合理扩展。心，一个高等动物的器官。在解剖学家的眼里，它像拳头那么大；在我的眼里，它通向了宇宙的边界。

心中的阳气

"多么辉煌灿烂的阳光，暴风雨过后，天空多么晴朗"，这是意大利著名歌曲《我的太阳》里的歌词，这首歌被许多著名的歌唱家翻唱过。还有一部《心中的太阳》，是索菲娅·罗兰主演的一部片子，片中，已是风烛残年的梅耶尔教授心脏病突发躺在病榻上，此刻一切名誉、金钱、地位对他来说都已变得不再重要，唯有对母亲的回忆是他一生中最重要的东西……边界再大，只要存在，就有可能触及的角落，或者可以体验的地方。

心中的阳气，对应着大自然中的太阳，这叫天人相应。天人相应把人与自然紧密地联系在一起。我们看不到心中的阳气，但是，可以体验到自然界中的太阳。把心阳比作太阳，形象而逼真。清代高士宗在《医学真传》中说："盖人与天地相合，天有日，人亦有日，君火之阳，日也。"按照五行理论，心属火，唐宗海《血证论》说的一句话很到位："心为火脏，烛照万物。"心阳温煦着机体，一旦心阳不足，机体的功能就会下降，心阳绝了，生命也就结束了。我们现在似乎很强调"心主血脉"的作用，这是受了哈维的影响。其实，心的功能首先是主阳气。

在心脏的前后，有四个与"神"有关的穴位：神封、神藏、神道、神堂。许多穴位的命名与它的作用有关。我不知道古人是在什么灵感下，为这些穴位取了这些名字，莫非是"阳之精气曰神"（《大戴礼记·曾子天圆》）。但是，我知道在身体的一个地方，有一个"心阳"的反射点，这个点是"生命的气口"，它就是"膻中"。

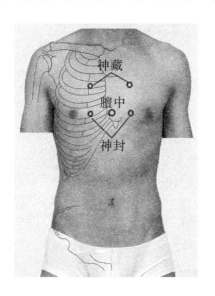

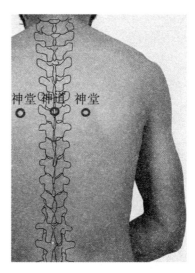

《灵枢·胀论》说："膻中者，心主之宫城也。"中国唐代的养生大家孙思邈把它叫作"胸膛"。它位于胸部的正中间，下面刚好是心脏主动脉打弯的地方，如果按照力学的原理，心脏应该直挑挑地把血液泵到需要的地方，但是，为什么血一泵出，就遇到了一个垂直的障碍，难道生命的设计就是如此的"蹩脚"？

抛开那些说不清楚的理论，西医有个明确的疾病叫冠心病，是心脏冠状动脉发生粥样硬化之后所产生的疾病，其中也包括冠状动脉痉挛引起的心肌缺血，这个病相当于中医讲的胸痹或心痛。唐代医学家孙思邈说"胸痹心痛，灸膻中百壮"，灸膻中可以温心阳、通心络，通则不痛。"灸膻中百壮"不仅可以治疗冠心病，还是一个成本最低的养护心阳的方法。"百壮"在养生层面上也可以理解为"经常"，就像吃饭，像生活方式一样。

其实，"胸痹心痛，灸膻中百壮"还可以演绎一下，那就是在你真"心痛"的时候，它可以让你的胸膛热起来。膻中是"心的宫城"，心，藏神、属火。在五行的元素里，唯有火是无限的，没有形状，类似于我们飘忽的灵。火苗笔直炎上，照亮了世界，温暖了自己。但是有时候，过火也可能摧毁我们的肉体。

心中的苦

辛、苦、甘、酸、咸，这是舌尖上的五味，也是人生中的五味，五味承载了一个人的整个世界，好在中医把它分担到了不同的脏腑身上：辛归肺，苦归心，甘归脾，酸归肝，咸归肾。

也许我们的祖先早就体验到人生是一场苦旅，所以，苦味归属于心，心苦的"苦"，与"哭"字的发音一样，每当胎儿呱呱落地的时候，第一个反应就是哭，仿佛知道人生的痛苦就要开始了。然而，伴随着这第一声啼哭，医生的脸上露出了笑容。按照中医理论，喜同样归属于心。《黄帝内经》说"心，在志为喜"，苦和喜落脚在同一个心脏上，这是五行学说的思辨，还是对立统一规律的印证？总之，苦味配属于心，不仅仅是在味道上。

✿ 心开窍于舌

中医讲"心开窍于舌"，意思是说舌与心的关系十分密切，换句话也可以理解为"舌为心之苗"。我们看不到心，但是，通过舌的表现可以知道心脏的状态。比如舌尖红，可能心火过旺；舌色暗紫或有瘀斑，可能有心血瘀阻；舌淡瘦薄，可能是心血不足。

舌头的形状好似一束火焰，喷薄欲出。心是属火的，舌自当归于心。两个舌的碰撞激起的是心中的火花，两个唇的碰撞是脾气相投的宣泄（脾开窍于口唇），所以舌吻要比唇吻有激情得多，因为那是两颗心的撞击。

《素问·阴阳应象大论》说"心主舌"。心气和谐，舌头就能辨别出五味，这是《灵枢·脉度》上说的"心气通于舌，心和，则舌能知五味矣"。除了辨别五味，舌还与说话有关。俗话说"语言是心的音符"，如果按"心开窍于舌"来解释这句话再恰当不过了。当心声伴随着心气喷薄而出的时候，释放出心的能量，有正能量，也有负能量。正能量发自内心，言其心声，所以，对心声的迫害就是对心灵的伤害；负能量阿谀谄媚，伪其心声，那是人类自从没有了尾巴之后，舌头就代替了尾巴的功能。

女人爱闲聊，爱唠叨，这是舌头的最低境界，既填不饱灵魂，也填不饱肚子，但是，可以运动舌头。女人爱唠叨主要是想运动一下舌头，没有太多的意思。似乎舌头对女人更重要，如查普曼的剧本《寡妇泪》

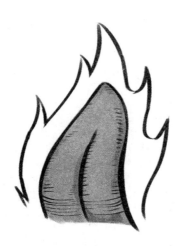

心主舌，舌似火

说：男人临终时最后停止跳动的是他的心脏，而女人是她的舌头。人们最担心的是舌头不能运动了，中医叫"舌强不语"，这可能是痰热或瘀血闭阻了心窍，这时候就要请求医生帮助。

还有一种情况是《圣经·诗篇》里说的"心被脂油包裹，就会说出骄傲的话"，油脂按中医理论讲属于痰湿之类的东西，痰湿把心包裹了是一种病态，所以，太骄傲的人可能患有心功能不全，西医仪器检查不出来，中医可以从痰湿论治。这是玩笑话，不过《圣经·彼得前书》里的话一点儿也不是玩笑："人若爱生命，愿享美福，须要禁止舌头出恶言。你们要将一切的忧虑卸给'神'，因为他顾念你。"这里的"神"可以是你的"心"，也可以是"上帝"。

亚里士多德说"功能服务于目的"，中医心的功能是为生命的目的而设计的。

据说上帝在设计心脏的时候也有一个心率常数，即人的一生心脏跳动的平均次数是25亿次，如果这是真的，那么，所有健康法则的第一要素，就是让心跳动得慢一点儿，让我们拥有一颗从容的心。

生命已到黄昏，我们都走得太快了。

肝

春天的杨柳，郁郁青青，随风摇曳，是
我们理解"肝"的起点。有时候用人文
的观点看人体，就像是一堂人生课。

春回大地

在生命诞生以前，人类经历过一个很长的冰川时期。中国历法说：
冬雪雪冬小大寒，春雨惊春清谷天。寒冷过后，便是春天。这是物极必
反、阴阳转化的轮回。写到春天，我脑子里便浮现出小时候背过的诗，
"春风杨柳万千条，六亿神州尽舜尧"，长大了才知道六亿神州不都是
舜尧，而杨柳万千条的确是春天永恒的象征。

春回大地，柳树爆青，枝条柔软，随风摇曳，它生发、任性，在春
风的荡漾下，婀娜舒展。这是杨柳的性格，也是我们理解"肝"的
起点。

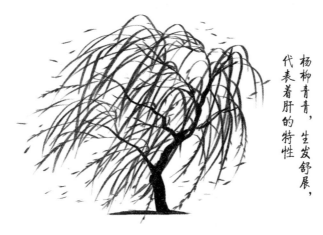

杨柳青青，生发舒展，
代表着肝的特性

123

柳树代表了肝的特性，喜欢条达通展，恶于束缚遏制。肝就像杨柳一样，在春天里萌发，它的疏泄带来了气机的调达。《素问·四气调神大论》记载："春三月，此谓发陈，天地俱生，万物以荣……逆之则伤肝。"

无论从哪个角度来看，人类的生命都离不开绿色植物。大约在4.5亿年前，地球上出现了第一批树木。树木是绿色的，它存储了太阳的能量。太阳从东方升起，五行学说把肝与东方连在了一起，于是，肝掌管了"升发"。另一个相近的术语叫"肝主生发"。"肝主生发"的意义在于肝关乎生命的再生，这与阳气的升发有关。阳气生于心，发于肝。阳气生发，万物得以复苏。杨柳是一种树木，但是，肝不是一种树木，五行学说把肝归为"木"，是一种分类方法。按照取类比象的方式，把所有可以归于"木"的事和物组成一个系统，这个系统的统帅就是"肝"。

肝主疏泄

在现代版的中医教科书中，似乎不那么强调"肝主生发"，倒是"肝主疏泄"大家耳熟能详。在《黄帝内经》里，找不到"肝主疏泄"一词，倒是有"脾土与疏泄"的记述。《素问·五常政大论》说："发生之纪，是谓启陈，土疏泄，苍气达。"老祖宗的这句话让后人迷惑了许久，为什么第一部医学专著里没有"肝主疏泄"这个重要的描述？唐代王冰是这样自圆其说的：肝木之气顺达了，脾土才能疏泄。看来至少在唐代，医家还是把"疏泄"与"脾"连在一起的。

元代朱丹溪在《格致余论》里说"主闭藏者肾也，司疏泄者肝也"，这是我们从字面上看到的与肝主疏泄最紧密的一句话。朱丹溪认为，肝和肾两脏藏有一种叫作"相火"的东西，与心阳一样，相火也是生命的动力，只是心为大，为君火，相为次，故称相火。如相火越位而妄动，则伤阴耗精，就会引起许多病症。相火和人的生殖之精由肾和肝来调节。肾负责封藏，肝负责疏通。所以，肝的功能与我们的生殖和性也有着紧密的关系。

朱丹溪的"相火论"就像他家乡的那条名为"丹溪"的小河一样，源远流长。大约400年后，康熙四十四年（1705）陈梦雷完成了《古今图书集成医部全录》，他在"卷九十六"中提出"肝主疏泄，故曰散"。这是一部国家级的"医部全录"，代表了当时的主流观点，肝主疏泄从此被明确下来。

肝除了与机体的生殖和性有关外，还与脾胃消化功能有关。笔者曾接诊过一位胃痛10年的患者，后来用疏肝理气的方法，针刺膻中、中脘、太冲、阳陵泉等穴治疗40次而愈。脾胃病从肝治可能是古今医家最多的共同经验。肝与脾胃的关系从《黄帝内经》时就很暧昧。也许最早古人的本意是想说"土疏泄，苍气达"，但古代医家在实践中发现"土得木之化而疏通"（明代医学家张介宾语），于是，有了一个从"土疏泄"到"木疏泄"的发展过程，在这个过程中，为了处理好遵古与发展的关系，肝木与脾土变得难解难分，肝病传脾，脾病治肝成为临床中消化系统疾病辨证的常态。

肝主疏泄的作用太广泛了，以至于在当代书本里用"调畅全身气机"来解释肝的疏泄功能。肝主疏泄的抽象功能，可以理解为对"通"字的另一种表达。《说文解字》将"疏"解释为通，将"泄"解释为水。"疏通水道"的理念是大禹治水的思想遗产。在中华民族早期与大自然的斗争史中，大禹治水是个里程碑事件，它深深影响了中国人的世界观，特别是"医学观"。东汉高诱在《淮南子注》中有"泄犹通也"的解释，我赞同这种简单的表达。我们人体的经络、气血、脏腑等无不需要通畅。

🐾 肝藏血

我们看到一个脸色苍白的人，会推测他可能血气不足。以前西方人迷信，认为懦夫之所以没有勇气，是因为他们的肝脏内没有血，肝脏缺血，就呈白色，所以，英语里有个由白色（white）和肝（liver）组成的词"white-livered"，意思是"胆小"。百合花（lily）也是白色的，"lily-livered"也是胆小的意思。不知道西方人把肝与血联系起来的灵感来自哪里，或许是盖仑认为的："输送血液的血管，其根源在肝脏，血液在肝脏中'调制'而成，然后如同潮水般流出，经由血管流向器官。"（巴阿梅拉·德布鲁《呼吸的身体：盖仑著作中的生理学思想》）显然，古罗马时期最伟大的医生盖仑的这句话是错的。今天我们清楚地知道血液不是在肝脏中调制出来的，但是，肝脏的血液供应非常丰富，它接受心脏总输出量中25%的血流量，2/3的肝脏血流量来自门静脉。于是，这点西医生理知识成了一些人解读《黄帝内经》"肝藏血"的佐证，虽然牵强，但被大量地引用。

其实，《黄帝内经》讲的"肝藏血"是冲着"魂"去的。《灵枢·本神》说："肝藏血，血舍魂……脾藏营，营舍意……心藏脉，脉舍神……肺藏气，气舍魄……肾藏精，精舍志。""魂"字，一云一鬼，虚无缥缈，是从"神"细分出来的一种灵物。既然是一种灵物，也要有个待的地方，《黄帝内经》把它放到了肝脏里，并且由肝血来摄养。故肝血不亏，就不至于"魂不守舍"。两千多年前古人赋予了人体各个器官精神的功能，是希望物质与精神统一起来。这种统一的形式未必完美，但这是一个伟大的思想，"形而下者，谓之器；形而上者，谓之道"。形与神俱，方可终其天年。

　　唐代以后，肝藏血的理论发展了，人们认为，肝中藏的血不仅可以舍魂，还可以生血、调血。《张氏医通·诸血门》说："气不耗，归精于肾而为精。精不泄，则归精于肝而化清血。"肝藏血，肾藏精，精血互生，肝肾同源。唐代医学家王冰将"肝藏血"与女子月经联系在一起，因为女子以血为用，自此，包括月经不调等许多妇科疾病的论治，人们首先会想到肝。更有人认为，"女子以肝为先天"。而隋唐时的杨上善索性把肝藏血说成"肝主血"。肝主血，那心主血脉又当如何？还是王冰聪慧，他说："肝藏血，心行之，人动则血运于诸经，人静则血归于肝脏，何者？肝主血海故也。"肝藏血，心主血脉，"藏"和"主"，看似文字上的游戏，其实，都是讲肝、心与血的密切关系。血把心、肝、女人紧密地联系在了一起。

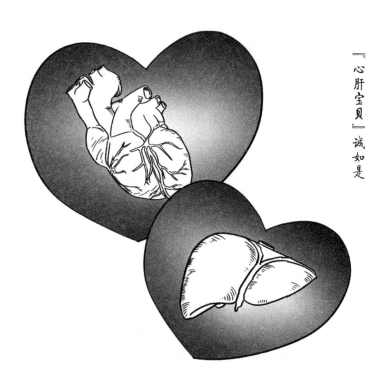

『心肝宝贝』诚如是

在生活里，"心肝"经常连起来用，还经常用来形容心爱之人。在莎士比亚的喜剧《温莎的风流娘儿们》中，匹士陀说弗尔士多夫爱上了福特的妻子，且爱得"肝都滚烫起来"（with liver burning hot）。在中医里，心病可以调肝。《辨证录》中讲："人有得怔忡之症者，一遇拂情之事，或听逆耳之言，便觉心气怦怦上冲，有不能自主之势。似烦而非烦，似晕而非晕，人以为心虚之故也。然而心虚由于肝虚，补心必须补肝。"电视剧中经常出现以疏肝理气的话语来治疗心胸痹痛患者的情况；在临床中，也经常用柴胡、枳实、青皮、香附、川楝子等疏肝理气的药物来治疗冠心病。话疗和药疗只要能疏肝理气，就可以治疗心病。

肝胆相照

肝和胆，是解剖学中的两个器官，是中医学中的一对脏腑。它们除了位置上相近外，还有经络之间的联系。足厥阴肝经属肝络胆，足少阳胆经入胸，穿膈，络肝，属胆。肝与胆的关系，中医术语叫"肝胆相表里"。成年人每天分泌 800～1000 毫升的胆汁，75% 左右由肝生成，胆汁源于肝，藏于胆，胆负责胆汁的贮存和排泄，肝的疏泄功能负责调解。肝和胆的五行属性都为木，在色为绿，胆汁的颜色也是肉眼能分辨的深绿色。这一段描述在逻辑上有些牵强，但是，这是中西医最"肝胆相照"的地方了。

肝胆相表里，其实是形容肝与胆的密切关系。而肝胆相照、披肝沥胆，则是形容人所具有的真诚、侠义、忠勇的品德。《史记·淮阴侯列传》记载："臣愿披腹心，输肝胆，效愚计，恐足下不能用也。"文天祥在《与陈察院文龙书》中说："所恃知己，肝胆相照，临书不惮倾倒。"中医不仅讲天人合一，而且把人与社会息息相关的理念融入其中。中医的"器官"文化就像是一个社会形态，人体脏腑功能就像职场上的不同角色。《素问·灵兰秘典论》这样描述："心者，君主之官也，神明出焉。肺者，相傅之官，治节出焉。肝者，将军之官，谋虑出焉。胆者，中正之官，决断出焉。膻中者，臣使之官，喜乐出焉。脾胃者，仓廪之官，五味出焉。大肠者，传道之官，变化出焉。小肠者，受盛之官，化物出焉。肾者，作强之官，伎巧出焉。三焦者，决渎之官，水道出焉。膀胱者，州都之官，津液藏焉，气化则能出矣。"《素问·灵兰秘典论》中唯独脾胃合为一官，可能为错简之故，后在《刺法补遗》中校补为："脾者，谏议之官，知周出焉；胃者，仓廪之官，五味出焉。"

肝像是君主（心）身边有谋略的大将军。大将军是否足智多谋，要看这位将军的气养（肝气）如何。一个合格的将军只有谋略还不够，还要有胆。《三国演义》上说"子龙一身是胆"，赵子龙之胆公正、果敢、勇猛，恰似《素问·灵兰秘典论》所云："胆者，中正之官，决断出焉。"马莳在《素问注证发微》中说："胆为肝之腑，谋虑贵于得中，故为中正之官。"一个人秉公，才能胆气十足，有了"肝胆相照"，心才能"神明出焉"。这是人文意识在中医里的体现。

然而，将军常常伴随着怒火。肝属木，木容易生火。在英语里，肝火是由胆发出来的。难怪单词"bile"，除了表示胆汁的意思外，还表示怒火。怒火可以烧死自己（肝），有时候也可以烧死君王（心）。历史上不知有多少这样发人深省的故事。

🐚 怒伤肝

"江湖一见十年旧，谈笑相逢肝胆倾"，这是一种我们所期待的境界，但是很多时候，还没到"是可忍，孰不可忍"的地步，大部分人就怒发冲冠了。

五脏配属五志，怒属于肝。一个人发怒的时候，两眼发红，怒气似乎带着滚滚的血液，从肝一直涌到眼睛。《素问·金医真言论》说"肝开窍于目"，我们看看眼睛，就知道肝火的程度。怒容易伤肝，这是精神对物质的作用；肝功能不好的人容易发脾气，这是物质对精神的作用。怒伤肝伤在一个看不见的地方。现代医学对发怒带来的机体变化有许多研究：怒可以引起交感神经 - 肾上腺髓质系统兴奋，可以引起肾素 - 血管紧张素系统兴奋，可以引起下丘脑 - 垂体 - 肾上腺皮质兴奋。如果你不习惯看这些术语，我们换个方式说，怒可以引起血糖、血压的升高，可以产生毒素。透过这些生物视角，我们看到中医的肝不是一个孤立的脏器，它整合了神经 - 内分泌功能。所以，肝主疏泄才会如此广泛地被应用于中医实践当中。

肝主疏泄的范围越广，肝失疏泄的影响就越大。生怒是肝失疏泄的主要原因。楚汉相争时，著名的谋略家范增因"鸿门宴"上杀刘邦未遂，愤愤郁积，最后"疽发背而死"。据考范曾死于糖尿病。历史上有一位名医，叫少俞，他对黄帝说：五脏皆柔弱的人，容易得消渴（糖尿病）。古代没有仪器检查，不知道五脏皆柔弱是个什么样子。黄帝问：怎么才能知道五脏皆柔弱呢？少俞回答说："夫柔弱者，必有刚强，刚强多怒，柔者易伤也。"就是说五脏柔弱的人，往往外在表现都很刚强，容易动怒。这是身体上的外强中干、色厉内荏。引申一下，从容和谐的人，五脏一般是充实的，肝是疏泄的。

肝开窍于目

一个事物，我们看见了，我们才认为它是真的；如果你没看见，我说它是存在的，你一定会说这是唯心主义。我们只相信自己的眼睛，也许是因为，眼睛是离我们大脑分析中枢最近的器官。

我们能拥有温和的目光，辨识清楚世界的色彩斑斓，全依仗肝气的通和。《灵枢·脉度》是这样说的："肝气通于目，肝和则目能辨五色矣。"但是，有时候目力太好，未必是件好事，因为，我们只相信自己的眼睛，一些事物看到了便成了烦恼，所以，有时候睁一只眼、闭一只眼似乎是一种生活的艺术。

我们80%的信息是靠眼睛获取的。过去有一句话叫"病从口入"，我曾在一本书里讲了"累从眼入"这个道理。人累到一定程度就病了，眼睛的病可以表现在眼睛这个器官上，也可以表现在身体的其他部位。"久视伤肝"，眼睛过劳会暗耗肝的阴血。眼睛离开了肝木的滋养，不仅容易"眼干"，也容易"眼拙"。据说多看一些绿色的植物对眼睛有好处，此外，水滋养了木的生长，肝木的源泉来自肾水，所以，眼睛的明亮还与肾水有关。保护眼睛首先要养好肝，其次要养好肾。

眼睛像是肝的"晴雨表"，它的酸、麻、干、涩、痛反映着肝的冷暖，这是《素问·金医真言论》所说"肝开窍于目"的全部意义。

肝主疏泄、肝藏血、肝胆相照、肝开窍于目。我们讲肝的故事，回到本节的开始，"肝主生发"，在我们可触及的世界里，代表生命的那个东西，就是郁郁青青的树木。人就像一棵树苗，经历了成长，最后走向衰老。肝在这一过程中生发了阳气，让心中的太阳照亮四肢百骸。所以，我们要保护好肝，让它在明媚的春天里悠然舒畅。透过心、肝的故事，有时候用人文的观点看人体，就像是一堂人生课。

脾

同样的饮食，有人胖了，有人则瘦了，生活从来没有公平过。一些看似科学与非科学的争论，其实是一场哲学斗争。

❧ 脾气与脾虚

在中医理论中，脾气是指脾的生理功能；在生活中，脾气是说一个人的性情。脾气大的人爱发火，脾气小的人温文顺和。英语里，脾脏写作"spleen"，"spleen"还有一个意思是指"坏脾气、怒气"。我不知道英语为什么把脾脏和坏脾气写成一个词，看来在东西方的文化中，"脾"字都与性情沾点边。

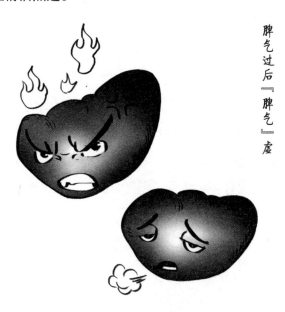

脾气过后「脾气」虚

有一次，一位老患者告诉我，他这几个月老是犯困、容易感冒……我说：可能是脾气虚了。他又问：怎么办？我答：吃点山药、黄芪补补脾吧。过了一段时间，他来诊室。我问：好点了吗？他说：本来好多了，后来生了一场气，补回来的脾气又泄了。按照中医理论，这是很好理解的：怒火生于肝火，肝火太大，很容易损害脾气，所以，生了一场气，脾气泄了是很有可能的。

肝火为什么容易损伤脾气。五行理论认为，事物可分为木、火、土、金、水五大系统，事物的运动变化也是按照五行间的相生相克关系进行的。脾属于土，肝属于木。木和土的关系是，正常情况下木制约（克）着土，但是，如果木气过旺，过分地制约，那就是侵略。很多脾气虚的人都是因为肝木太强了，对脾土攻击造成的。所以，少生气不仅对肝，而且对脾也是最好的保护。脾气足了，就不容易犯困、感冒……脾气大的人容易脾气虚，中医道理与中国文化一脉相承。

肥胖与脾主运化

尽管早在两千多年前，希波克拉底就说过"突然死亡这种情况，往往胖子比瘦子更多见"。但是，在相当长的时间里，由于对饥饿的恐惧，人们对脂肪持有一种复杂的心理。丰腴之美经常出现在经典的艺术作品中。丰满既显示着拥有较强的抗饥饿能力，也暗示着较强的生育能力。生一个胖小子是我们引以为豪的事情，这是贫困留给人们的意识印记。

然而，在1908年伦敦的一个时装展上，当法国服装设计师保罗·波烈拿出一件极具影响力的服装时，欧美人从美学上对脂肪有了新的认识。保罗的时装是用柔软的丝绸制作的，让人体的曲线尽显无疑。从此，人们开始崇尚减肥了。

为了让肥胖的概念更加清晰，1940 年，美国大都会保险公司的首席精算师路易斯，用身高/体重比率来衡量一个人肥胖的程度，而这成了我们今天所说的体重指数的前身［体重指数，简称 BMI，即体重/身高的平方（千克/平方米）］，人们第一次用数学的方法开始对肥胖定量。当代有许多重要健康概念的革命并没有出自医学领域，尽管保险公司提出的体重指数公式出于商业目的，但它却在肥胖史上画上了重要的一笔。

生产力的发展改变了人们的生活方式，肥胖成了社会问题，也成了医学的难题。关于肥胖的知识、理论、研究此起彼伏。但凡对一个事物的看法多了，说明还没有真正弄清楚它的核心。1994 年，科学家声称找到了与肥胖相关的基因时，人们以为肥胖的问题就要解决了，但是，在短暂的欢呼之后，人们发现这个基因只是印证了人类与肥胖斗争的艰难。至今人们仍在困惑中不断探索，仍在阅读着似是而非的减肥图书，听着五花八门的减肥广告。

不论肥胖的成因有多少个说法，但它一定与吃有关。说到吃，一定与脾有关。《黄帝内经》说："脾是仓廪之官。"《礼记·月令》载："谷藏曰仓，米藏曰廪。"脾的功能是主运化，有两方面含义：一是把吃进来的饮食消化成机体可以利用的营养物质，也就是中医讲的"水谷精微"；二是把水谷精微运输到机体所需要的地方去。这个运输功能，中医另一个术语叫"脾气散精"。《素问·经脉别论》说："饮入于胃，游溢精气，上输于脾。脾气散精，上归于肺，通调入道，下输膀胱。水精四布，五经并行。"

吃得多了，水谷精微运化不了，堆积起来便表现为肥胖。中医讲，吃得太多，就会生痰、生湿。朱丹溪在《丹溪治法心要》中说"肥白人，多痰湿"，痰湿可以理解为体内的水谷精微没有被充分运化而产生的东西，它们与脾不健运有关。只是人们往往以为，能吃是脾胃功能好的表现。但也要看能吃的程度，胃口太好了，也可能是脾虚的一种表现，它反映了脾没有把水谷精微输布到机体需要的地方，而人的自我调节本能就出现了多食的现象。

糖尿病病人常有饥饿感，自然吃得多，这是典型的脾虚多食。而且，吃下去的食物不能充分运化，加上肾虚不固，水谷精微直接从尿液排出，能量丢失，机体不养，只能反射性地通过再摄取来补充。这个过程是吃而不化，恶性循环。

吃得多的人容易胖，那么，吃得不多，甚至吃饭很少的人也会发胖，这是什么道理？李东垣在《脾胃论》里说过一种"脾胃俱虚……少食而肥"的情况。其实，不管能吃或不能吃，都是脾的运化功能出问题了。如果用现代语最接近的一个词来表达中医脾的运化功能，那就是"代谢"。脾的代谢与腹腔左上方 180 克左右的脾脏没有多大关系，因为解剖学中讲的那个"脾"是一个免疫器官。中医脾的功能实际上是指一类功能的组合，涵盖了机体能量代谢的大部分过程，包括细胞中的能量代谢。比如糖尿病，当血糖（水谷精微）进不到细胞里，线粒体就不能利用血糖产生能量，没有能量，人就没有力气。人可以暂时没有力气，但不能长久没有力气，时间长了就会出现各种并发症。糖尿病病人的胖和瘦都与细胞中的糖代谢有关，有多少个细胞，就有多少个"脾"，这抑或是中医脾的界限。

对于食物，多数人都有着自己非常主观的看法。有人用吃素来减肥，问题是一辈子吃素的人中也有不少胖子，所以，吃素只能帮助我们减少能量的摄入，并不是减肥的决定因素。还有的人用吃生食来减肥，比如只吃水果。水果是植物中最吸引动物的东西，后来科学家发现它们富含营养物质。但是，生食中的营养大多是给体内的微生物和寄生虫准备的。与熟食相比，脾胃运化生食要消耗更多的能量，同等质量下，生食提供的能量也会比熟食少很多，有人统计过城市中的生食者通常体重偏轻。但是，另一个研究显示，生食者人群中出现的头痛、失眠、月经不调可能与他（她）们的饮食习惯有关。人摄入的能量只能维持一小段时间，"谷不入，半日则气衰，一日则气少"，多数时间里，人们所获取的热量并不是消耗在体育馆里，而是为心脏、消化系统，特别是大脑等提供能量，以肉眼无法察觉的形式，静静地支撑着人体数以亿计的细胞里的分子活动。

人需要足够适当的能量，脾的运化是我们获得能量的唯一来源，所以，中医说"脾为后天之本"。《张氏医通》说："气之源头在于脾。"我们要保护好我们的后天之本，后天脾气健运，是维持身体代谢平衡的关键，也是我们减肥的关键。

最无奈的是，同样的饮食，有人胖了，有人则瘦了，生活似乎从来没有公平过，那是因为人的基因从来就没有一样过，何况有时还会突变。有一位朋友，为了减肥，很有毅力，为自己定下来跑 1000 千米的计划，一年下来少吃了不少喜欢的食物，多吃了不少不愿意吃的苦，但是体重并没有多大变化，肥胖似乎有它的宿命。有一种用辟谷减肥的方法，有人说科学，有人说不科学，就像生食主义和熟食主义，有一些看似科学与非科学的争论，其实是一场哲学斗争。

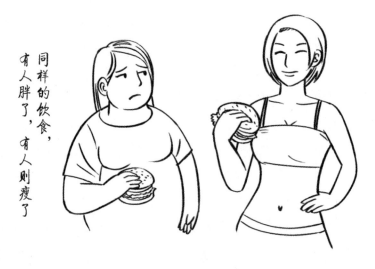

同样的饮食，有人胖了，有人则瘦了

甜味与脾

有一种心情，叫五味杂陈。甜、酸、苦、辛、咸混杂在一起，真是令人百感交集。如果把它们分开，那么，甘甜是人类一致的向往。

在石器时代，要想获得甘甜的食物并非一件容易的事。糖是人类在大部分时间里一直缺乏的东西，因此，人们在生物进化过程中形成了味觉上对甜的渴望。巧克力是甜的，水果是甜的，谷物咀嚼到最后也是甜的，这些甜的东西在脾胃的运化下，最后都变成一个更甜的东西——葡萄糖。葡萄糖是细胞中线粒体释放能量的原料，正常情况下，我们只有通过吃才能获取。现在我们知道，人们渴望甜，是对力量的渴望，因为，能量的味道是甜的。

《素问·宣明五气》说："酸入肝，辛入肺，苦入心，咸入肾，甘入脾。"看来两千年前，五脏也有味道了。脾的味道是甘，甘者，甜也。《灵枢·五味》说："五味各走其所喜，谷味甘，先走脾。"甘走脾，是因为"脾欲甘"（《素问·五藏生成》）。脾喜欢甜，因为脾必须化生出"味道甘甜"的水谷精微以滋养机体；脾喜欢甜，还因为甘草大枣汤可以补养脾胃之气，《素问·阴阳应象大论》把这个现象叫作"甘生脾"。

甜入脾、甘走脾、甘生脾等说法都是文字游戏，其实就一个意思，甘甜所含的是脾胃之气。根据这个说法，古人把它用到了养生方面。比如《礼记·内则》记载：长夏季节多食甘以补脾。但是，孙思邈不以为然，他在《备急千金要方》中说：长夏要省甘增咸。两种说法完全不同，这与现在充斥于媒体的养生知识一样，有多少个养生专家，就有多少种养生说法，莫衷一是，古来有之。

我们经常把养生知识当成了养生真理。所有的真理都是相对正确的，何况只是知识。《素问·至真要大论》说得好："久而增气，物化之常也；气增而久，夭之由也。"甘能补脾，亦能损脾。脾气不济，增补甘味食药，以食药的偏性物化脾气为常，这是"久而增气"，四季可为之，长夏更要为之。如果脾气本已为常，再偏食甘味，就是"气增而久，夭之由也"。

黄帝请教岐伯，问有一种口甘的病，是什么病，是怎么得的。岐伯回答说：这个病叫脾瘅（糖尿病早期），五味入口，藏于胃，如果脾不能充分运化其水谷精微，就会令人口甘。岐伯接着又说："此肥美之所发也，此人必数食甘美而多肥也，肥者令人内热，甘者令人中满，故其气上溢，转为消渴。"（《素问·奇病论》）这是一个典型的例子，告诉我们"气增而久，夭之由也"；这是一段精彩的对话，告诫我们要经得住甘美之味的诱惑。

甘放在嘴里是一种味道，品完之后，我们知道了脾的脾气。

ℰ 脾脏与脾统血

脾脏，严格说是一个解剖名词，它的颜色是暗红色，位于人体腹腔左上方，与第9～11肋相对，重量在150～200克。这显然与中医讲的脾完全不同。中医的脾的颜色是黄色，位于中焦，没有人知道它有多重。

很早以前，人们对脾脏的认识是神秘的，人如果没有了脾脏就不能生存。"父母所予，损之必毁"，这是早期人们共同的朴素观念。外科出现以后，脾脏的神秘被打破了。1892年，一名医生在抢救一个因腹部外伤内出血的建筑工人时，切除了他的脾脏，结果这个病人没有死，存活了下来。外科手术让人们得出脾脏不是生命所必需的器官。从此，脾脏被任意切除了100年。随着现代医学对脾脏认识的深入，脾脏再也不敢被随便切除了，因为它是人体最大的免疫器官，占全身淋巴组织总量的25%，含有大量的淋巴细胞和巨噬细胞，是机体细胞免疫和体液免疫的中心。此外，脾脏还有滤血、储血功能。胚胎发育早期，脾还能造血，尽管婴儿出生后脾脏的造血功能会退化，但是，在人出现严重造血障碍的时候可以刺激机体恢复这一功能。机体就是这样的神奇。

如果要牵强地把中西医的脾往一块拉的话，中医讲的"脾统血"，与脾脏的滤血、储血功能，似乎都是以"血"相连的。其实，这种比照毫无意义。《黄帝内经》中没有"脾统血"一词。《难经·四十二难》中说过"（脾）主裹血"，是指脾有统摄血液在经脉之中流行，防止逸出脉外的功能。为什么脾统血，古人是怎么得出这个结论的？可能的情况是出血的人脾虚了，或者是脾虚的人出血了。当对现象有了经验的时候，理论便产生了。出血与脾虚的联系在《素问·示从容论》中是这么说的："于此有人，四肢解堕，喘咳血泄……是脾气之外绝。"古人构建理论的时候经常用到一个方法，叫作"以药测证"，健脾的中药可以治疗出血证，那反过来推理，就是出血可能与脾虚有关。《景岳全书·经脉类》中关于崩淋经漏不止有如下的论述："故凡见血脱等证，必当用甘药先补脾胃，以益发生之气。盖甘能生血，甘能养营，但使脾胃气强，则阳生阴长，而血自归经矣，故曰脾统血。"《医经秘旨》也有类似记载："脾喜燥，伤于寒湿则不能消磨水谷，宜术附以温燥之；然脾阴不足而谷亦不化，又不可以温燥为治。有思虑伤脾，脾虚不能统血而失出者。"

肺

有些人能忍住悲伤是因为肺气足，所
以，充足的肺气不仅是我们抵御病害
的卫士，也是我们化悲痛为力量的
源泉。

当人类的祖先从大海爬上陆地的时候，一种名叫"肺鱼"的水中
生物的鱼鳔进化成了人的"肺"，据说这个过程用了1亿年。人类是由
肺鱼进化而来的，这是有人用生物基因序列比较而得出的结论。这种方
法是否可靠先放在一边，鱼的鳔肯定是一个呼吸器官，同时它还有保持
平衡的作用，人类的肺也是一个呼吸器官，在中医理论中，肺也有着重
要的平衡调节功能。

肺主气

"天气通于肺"，这是《黄帝内经》中最写实的一句话。这里的
"天气"不是指气候，而是指空气中的清气（氧气）。《医贯·内经十二
官论》对肺的呼吸功能有一段十分形象的描述："喉下为肺，两叶白
莹，谓之华盖，以覆诸藏。虚如蜂窠，下无透窍，故吸之则满，呼之则
虚，一吸一呼，本之有源，无有穷也。乃清浊之交运，人身之橐龠①。"
这是肺主气的一个意思。

《黄帝内经》关于"肺"与"气"说了两句狠话："肺者，气之
本"（《素问·六节藏象论》），"诸气者，皆属于肺"（《素问·五藏生

①橐龠：音 tuó yuè，为风箱之意。

成》）。后来有了"肺主一身之气"之说。一身之气是什么？宗气、卫气、营气皆有所指。宗气是由肺吸入的清气与脾升清的水谷之气（营气）所结合而成的。宗气聚集于胸中（膻中），其向上出于肺，循喉咙而走息道；其向横，贯心脉，助心行血；其向下，蓄丹田，通调水道。《医门法律·明辨息之法》说："膻中宗气主上焦息道，恒与肺胃关通。"《靖盒说医》说："膻中者，大气之所在也。大气亦谓之宗气。"用西医的术语讲，宗气关乎了呼吸、心血管、水液代谢的生理，肺又岂止是《难经·四十二难》所指的"肺重三斤三两，六叶两耳，凡八叶"。还是《灵枢·师传》说得到位，"五脏六腑者，肺为之盖"，"盖"即"华盖"，不仅形容位置之高，而且形容地位之重。尽管中医五脏理论中有心为君王的等级思想，但在实际的医学实践中，中医骨髓里流露的是多元的整体意识，五脏中每一脏的重要性都是不可替代的，心主血脉、肝主疏泄、脾主运化、肾主精、肺主气，这五个术语是从不同角度对生命规律的描述。

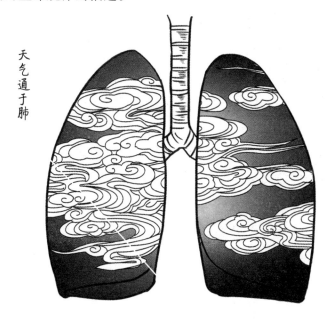

天气通于肺

肺主气与肺的宣发肃降作用是一脉相承的。宋代王怀隐等编纂的《太平圣惠方》中明确了肺与宣发的关系："夫肺为四脏之上盖，通行诸脏之精气……宣发腠理，而气者皆肺之所主也。"从此，宣发成为肺功能的一种运动形式。其作用表现在三个方面：一是将脾转输的水谷精微布散到全身，外达于体表，以濡润滋养皮毛，即如《灵枢·决气》所说的"上焦开发，宣五谷味、熏肤、充身、泽毛，若雾露之溉……"；二是宣发卫气，"温分肉，充皮肤，肥腠理，司开阖者也"（《灵枢·本藏》），以防卫机体；三是排出体内的浊气废液，调节人体代谢。

有升必有降，有宣发必有清肃，这是运动的平衡法则。清代叶天士在《临证指南医案·肺痹》中明确了肺的另一种运动形式："肺为呼吸之橐龠，位居最高，受脏腑上朝之清气，禀清肃之体，性主乎降。"肺失肃降，一则肺气上逆而咳喘；二则不能通调水道，水液代谢障碍；三则大肠传导失常而便秘。

一升一降，这是中医的平衡法则。肺的宣发（升）和肃降（降）是肺主气的功能表现形式，是肺维持机体稳定和调节机体的方式。

℮ 肺主皮毛

皮肤包裹着我们，是我们与大自然分开的物理边界。边界的作用首先是防御。一个成人，体重的1/20是皮肤这道"城墙"的重量，抹开了有2平方米左右，厚度在0.5~4毫米。这是一道非常薄弱的屏障，然而，具有神奇的防御功能。它的神奇与一种"气"的作用有关，《黄帝内经》直接把它称作"卫气"。卫气是在肺气的参与下形成的一种慓疾滑利之气，它循行在皮肤之中、分肉之间，构成一道看不见的战线。《灵枢·本藏》概括道："卫气者，所以温分肉，充皮肤，肥腠理，司开阖者也。"

然而，不管你的卫气有多么强大，也不能让我们完全免除刀剑之伤和毒菌之灾。上帝为什么不让皮肤再坚固一些呢？我们今天的皮肤能成为这个样子，是一个妥协的进化设计，因为，我们的身体与外部世界息息相关，我们不能把门窗关得太死。皮肤需要从大自然中获得养分，也需要把体内的毒素排出体外。德国皮肤科医生马库斯·史图克在他2002年的研究报告中说：皮肤的需氧量比以前科学家认为的要多得多，是以前估计的10倍。这意味着皮肤组织要更多地从空气中获得氧气的滋养。皮肤的呼吸功能是肺主呼吸的延伸。

皮肤上有无数个神秘的气门，我们肉眼看不到，肺掌控着它的开合。就像肺的一呼一吸，皮肤上的气门也在有节律地一张一弛。伴随着这个自然的节律，空气、水、阳光，以及人体需要的其他营养元素进入我们的体内，同时体内的代谢废物也排出了体外。我们生活在这个世界里，其实，世界就在我们的身体里，我们的身体与自然界息息相关，皮肤是它们沟通的渠道，而毛发是皮肤的重要语言，比如毛发脱落就是在告诉你气血的不济。

所有的皮肤，文明人最关注的可能要算是脸了，即便是不太文明的人也要把面容伪装好，所以，美容行当总是很火。我们可以通过厚厚的粉底来让皮肤亮丽光鲜；也可以用健肺的方法，让卫气温分肉，充皮肤，如雾露之溉，这是美容的上策。按照中医理论，肺与大肠相表里，大肠不通，就会影响肺气的宣降功能，所以，养颜有个简单的方法是要保持大便通畅。《山海经》中记载了十几味中药具有美容的功效，这些中药的归经大多入肺、合于大肠。中医美容的历史源远流长。

❦ 悲伤的肺

汉字保存了大量的远古生态信息。"鼻酸"是一种对鼻子的生理体验，鼻酸的时候，心里往往是悲伤的。中医说"肺开窍于鼻"，而且还说"肺主悲伤"。是鼻酸的生理反应引起了悲伤，还是悲伤让鼻子发酸，文化和生理的因果关系许多时候很难准确地辨析清楚，我们权当是二者的一次邂逅，这样，肺主悲伤又有了一个"佐证"。

一些音乐之所以感动人，是因为它牵动了人们的某根神经，引起了一些生理反应。中国的五音——宫、商、角、徵、羽，对应着 1、2、3、5、6（do、re、mi、sol、la）。虽然只有五个音符，但足以表达出天籁之音。江苏民歌《茉莉花》就是中国五音的杰作，难怪它能成为中国申奥的主题曲。在五音之中，哪个音符牵动着肺腑？晋代陶潜《咏荆轲》中载："商音更流涕，羽奏壮士惊。"原来那个商音（re），其声悲凉哀怨。我们在追悼会上熟悉的那首哀乐，由 78 个音符组合而成，其中 1/3 都是商音"2"。当它奏响时，我们会无法抗拒地悲痛涕下，如果再传统一点，加上一些丧事礼仪中的标配颜色——白色，烘托出的那个气氛，可以从涕零的鼻子，穿过沙哑的嗓子，直透肺腑。这是文化和生理相互交融的一种感受，这种感受背后的生化反应用中医来解读，那就是：肺开窍于鼻，五志为悲，在液为涕，五音属商，五色为白。鼻、悲、涕、商、白，串起了一个悲伤的肺。

明清时期，出现了一个中医病名，叫"肺痨"。这是由于肺气虚弱引起的一种传染性慢性消耗疾病。《红楼梦》里的林黛玉就是一个悲伤了一生的人。她咳嗽、咯血，得了肺痨。那个时代，肺痨是不治之症，于是林黛玉很年轻时就死了，让人哀婉。在一些名著中，为什么那些性格哀婉的佳丽很容易染上肺痨？因为，肺痨让肺的悲伤传染到了社会。肺痨为那个时代的读者提供了一个文化象征——社会危机和民族悲剧。肺痨已不完全是一个病理概念，还有一个悲伤的文化隐喻。中医的"肺"博大精深，只要有一条"五行"的主线，它就能穿透所有的界线。

中医讲"肺为娇脏"，既不耐寒，也不耐热，稍有伤害便起悲状。肺的悲伤是由于肺虚导致的，不论肺气虚，还是肺阴虚，都是个悲剧。

有些人能忍住悲伤是因为肺气足，所以，充足的肺气不仅是我们抵御病害的卫士，也是我们化悲痛为力量的源泉。

🐾 肺与魄

有句成语叫"魂不守舍"，是说精神离开了它的家园。中医理论有个很大的特点，就是把肉体和精神紧密地联系在一起，我们的精神意志都要有所归宿。《素问·宣明五气》说："心藏神、肺藏魄、肝藏魂、脾藏意、肾藏志，是谓五脏所藏。"五脏就是精神的家园，不论是魂飞魄散，还是失魂落魄，都是家园不"家"的结果。

在中国人的心灵版图中，魂魄占有重要的地位，即便是人死了，他的精神还在，虽然他不是伟人，但只要来到这个世上，没有任何一个人的死轻于鸿毛。古人把离开肉体的精神叫"魂"，人活着的时候，其精神叫"魄"。魂字是一个"云"加一个"鬼"，一个云里雾里的"鬼"，实在难以琢磨；魄字是一个"白"加一个"鬼"，白颜色能看见，摸得着，白色与肺的宣发、肃杀、悲壮同归五行中的"金"。所以，一个人的魄力要看肺气的能力。《素问·六节藏象论》说："肺者，气之本，魄之处也。"

我们习惯于拍着胸脯以壮魄力，为什么不拍着脑门呢？那是因为胸脯的下面是宗气汇聚的地方——膻中。我们讲过宗气上贯咽喉，下蓄丹田，横通心肺，其气轩昂。宗气源于肺，肺气不足，宗气、魄力都受影响。《医灯续焰》中说："金受克，则肺气伤，肺气伤，则魄无所归。"这是魄力的病理学。许多原因都可导致肺气受伤，诸如风邪犯肺、燥热伤肺、痰湿阻肺、阴虚火旺、土不生金等。有两种情况是每个人都无法避免的：一是悲伤本身可以伤肺，悲伤是难免的，小悲无恙，但过度悲伤，肺气必虚，所以，我们要忍住悲伤；二是衰老，随着年龄的增长，肺气会自然衰减，《灵枢·天年》说"八十岁，肺气虚，魄离，故言善误"，八十岁肺气才虚，八十岁是一个够本的寿命，我们要做的是，八十岁以前肺气不虚。

《续名医类案》记载了一种怪病："一人病昏昏默默，如热无热，如寒无寒，欲卧不能卧。"这让西医看可能会说是无病呻吟，最多给你诊断一个神经官能症。什么是官能症？与综合征一样都是些没有实质意义的名称，说了跟没说一样。而中医临床家魏之琇认为"肺藏魄，神魄失守，故见此症"，魏氏精准地从肺论治了这一病例。

感觉性的症状，对外人也许是"虚"的，但对自己是真真切切的，中医之所以强调"治神"，而且可以"治疗神"，就是因为神都有各自的归宿。

有一种失眠叫"肺不藏魄"，这种失眠的特点是容易醒，睡眠很轻很浅，这是魄不能安舍于肺，或者肺虚而不能摄魄的表现。在背部，第3胸椎棘突下，旁开3寸的地方有一个穴位叫"魄户"，顾名思义就是魄出入的门户，它的旁边1.3寸的地方就是肺气灌注于背部的地方，名叫"肺俞"。这两个穴位经常被用来治疗咳嗽、气喘、肺痨、项强、肩背痛，对"肺不藏魄"的失眠也可以用这两个穴位来治疗。

肺不仅主一身之气，而且主一身之表。表是人体与外界接触的"围墙"，在这堵围墙中设计有无数个可以开合的门，西医称作汗孔、毛孔，中医有个术语叫"魄门"，最大的魄门就是大肠的终端——肛门。魄门是靠魄来掌控的，魄不仅是一种精神，而且是一种功能。魄门开合有度，该开的时候开，该关的时候关，这叫"魄力"。

肾

肾虚或许是一个民族概念病症，
有些肾虚其实是心虚。

肾藏精

很多事物都很难精确，因为"精"字本身就来自一个飘忽的哲学概念。肾中所藏的"精"，有很大一部分是藏了一种思想，深含着水的个性、封存与蛰伏，还有冬天的光景，其次才是我们能看到的那个卵子和精子。《素问·六节藏象论》说："肾者主蛰，封藏之本，精之处也。"

精的概念类似于气，在古人的世界观中，都是指构成我们能看见或想象到的那些东西。老子说"物"和"象"里面都有精，精是真实，"道之为物，惟恍惟惚。恍兮惚兮，其中有象；恍兮惚兮，其中有物。窈兮冥兮，其中有精，其精甚真，其中有信"。庄子也说"精神生于道，形本生于精"。精与气的区别，管子说得最清楚："精者，气之精也。"所以，精是我们这个世界的孵化器。对人而言，我们都是由精化生出来的，"人始生，先成精，精成而后脑髓生，骨为干，脉为营，筋为刚，肉为墙，皮肤坚而毛发长"（《灵枢·经脉》）。按照阴阳的分类法则，精属于阴，水是阴的象征。在中医诞生之前，管子说"水者，何也？万物之本源也，诸生之宗室也"（《管子·水地》）。可见除了精，水也被赋予了一种生化意义。管子是哲学家，在医学家那里，这些抽象的想法必须要落到一个容易被想象的"器官"上，于是，《灵枢·本神》说"肾藏精"，《素问·上古天真论》说"肾者主水"。

肾精，可以理解为肾的物质基础，肾精化生出来的气就是肾气，可以理解为肾的功能。肾气谱写了人体的兴衰史。《素问·上古天真论》详细记述了这一过程：（女人）"女子七岁，肾气盛，齿更发长；二七而天癸至，任脉通，太冲脉盛，月事以时下，故有子；三七肾气平均，故真牙生而长极；四七筋骨坚，发长极，身体盛壮；五七阳明脉衰，面始焦，发始堕；六七三阳脉衰于上，面皆焦，发始白；七七任脉虚，太冲脉衰少，天癸竭，地道不通，故形坏而无子也"；（男人）"丈夫八岁，肾气实，发长齿更；二八而肾气盛，天癸至，精气溢泻，阴阳和，故能有子；三八肾气平均，筋骨劲强，故真牙生而长极；四八筋骨隆盛，肌肉满壮；五八肾气衰，发堕齿槁；六八阳气衰竭于上，面焦，发鬓斑白；七八肝气衰，筋不能动，天癸竭，精少，肾脏衰，形体皆竭；八八则齿发去"。天癸是一种阴精，由肾精蓄极而生，它伴随着肾气的盛衰而盈亏，它影响着人体生长、发育、生殖与衰老的全过程，是中国人在衰老学历史上最杰出的贡献。

我们的文化基因许多都来自祭祀。肾的五行方位为什么与北方相应？这缘于牛作为祭品时五脏的位置。早期祭祀的仪式面要冲向南方，这时肾的位置便冲向北方。"北方生寒，寒生水，水生咸，咸生肾"（《素问·阴阳应象大论》），肾属于阴，阴的形象代言物是水。肾水就像机体内的甘泉，它是全身"诸阴之根"，有了肾水，就可以制衡人体里的火和热。根据肾水的亏与不亏，机体会产生两种不同性质的热（火）：一种是肾水不亏虚的情况下，出现了多余的热（火），这叫实热（火），这种情况多见于年轻人，要用泻热的方法来平衡；另一种是因为肾水不足了，相对热（火）盛了，这叫虚热（火），要用补肾阴的方法。总之水火要能相互制约，达到阴阳平衡才不得病。

肾藏精，主生殖，最直观的理解就是精子和卵子结合产生了生命。《易经》说："男女媾精，万物化生。"《灵枢》说："两精相搏谓之神。"肾主生殖在临床上的意义是调节肾精和肾气，可以调经、助孕、安胎和让男人更有精力。

🦶 肾与耳朵

耳朵是一个敏感的器官，因为它会触动你的肾气。

"肾气通于耳"和"肾开窍于耳"说的是一个意思。中医有许多说法不敢追问一个为什么，或许它太朴素，或许它太超前，一步说到位了。

如果明白了前文的道理，那么，精藏在了肾里，所以，它一定要主生殖。生殖关乎子宫、DNA、生殖器和性等。耳朵的形状像是子宫里一个头朝下的胎儿，我们出生前在子宫里的状态是为了更好地出生。20世纪50年代，法国医学博士诺吉尔通过在耳朵上治疗坐骨神经痛发现，外耳并非是一个单纯的弯曲软骨，它与内脏器官存在着某种关联。后来，我们看到了一幅耳廓的胚胎倒影图，一个耳朵承载了全部的生命信息。

耳朵与子宫的联系可能来自上帝。一束来自天堂的阳光射入了圣母玛利亚的耳朵里，于是，玛利亚受了孕，生下了圣子耶稣基督。这是《圣经》里的故事。耳朵在上帝的圣像里有着重要的意义，因为那是圣母受孕的地方。上帝为什么选择耳朵作为玛利亚的"子宫"。你或许认为这是个荒诞的戏言，除非你相信生命是由贝壳进化而来的。耳朵和海螺都具有螺旋状结构，螺旋是 DNA 的结构，英国科学家柯克说"螺旋线是生命的曲线"。也许人类的进化是按照上帝的安排进行的，在上帝的眼里，耳朵就是肾主生殖的一种表达。

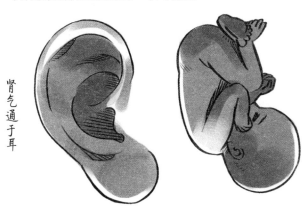

肾气通于耳

肾气关乎性，耳朵也就成了一个敏感的器官，因为它会触动你的肾气。很早以前，耳朵是神圣的，后来的文化史让耳朵上演了许多激情大戏，耳畔的细语和热烈的耳吻撩动着本该封藏的肾中精气，于是，耳朵越来越像生殖器的方向发展，19 世纪有一条俚语索性把阴户称为"双腿间的耳朵"，隆布罗索①甚至认为"可以从耳朵来发现堕落的线索"。

英国诗人、政治家约翰·弥尔顿在《失乐园》里写道：毒蛇在夏娃的耳畔咝咝作响，蛊惑她萌发叛逆之心；而天使在亚当的耳边低语，向他灌输玄学论调。魔鬼和天使都试图通过耳朵进入人体，耳朵是一个入口，它穿过心，通向了肾。许多时候，天使战不过魔鬼。于是，过去女人被要求把耳朵遮掩起来，但是，如今女人的耳朵变得越来越勇敢，越来越主动，这或许是肾精越来越不甘于封藏的缘故吧。

上帝给了我们两个耳朵一张嘴，意思是让我们多听少说，但是如果听不清或者听不懂，那就辜负了上帝的一番好意。人们有一个感觉，大耳朵有利于声音信息的接收。在中国文化中大耳被认为有福，老子耳长七寸，刘备大耳朝怀。耳朵竖立起来似乎能让耳朵变大一点，遗憾的是这一功能在人类身上早已退化了。要想能听得清，中医讲要靠肾气，"肾为听觉之本"，《灵枢·脉度》这样说："肾气通于耳，肾气和则能闻五音矣。"肾虚是肾不和的最常见原因，所以，肾虚可以引起听力障碍。听力障碍有三种：轻者是听力下降，稍重者是耳聋耳鸣，最严重的是听不懂人话。前两种相对好治，后一种病入髓脑，不仅要补肾，而且要补脑，好在"肾主脑生髓"。

《难经·四十难》还说：通过观察耳朵可以反映肾的变化。《灵枢·本藏》这样描述："高耳者，肾高，耳后陷者，肾下。耳坚者，肾

---

①隆布罗索（1836—1909）：意大利犯罪学家、精神病学家。

坚，耳薄不坚者，肾脆。"《医学心悟·入门辨证诀·耳》也说：耳朵的色泽枯荣表现着肾气的盛衰。

"肾开窍于耳"不是一个故事，是上天的有意安排。它可以让我们用最简单、最经济的方法来保护我们的肾，这种方法源自于人类自我保健的本能，但在养生家那里变得更加艺术而有效。

2011 年，国医大师郭诚杰在北京卫视《养生堂》栏目演示了自己的"一拍三揉法"，其中的一揉就是揉耳朵，这一揉郭老揉了几十年，揉出了 96 岁的他仍然耳聪目明。

肾与头发

头发的颜色是进化差异的表现。与高加索人的金发或红发不同，亚洲人应该都喜欢一头亮丽的黑发，因为，黑色是亚洲人头发的本色。黑也是肾的本色。按照五行理论，可以根据颜色串起一系列有形或无形的事物，比如发与肾。肾藏得很深，我们看不见，但是，头发是我们洞察肾的窗户。《素问·六节藏象论》这样说："肾者，封藏之本，精之处也，其华在发。"

肾气足，头发茂盛如青，代表的是健康。按照《素问·上古天真论》的说法：一般女子 7 岁，肾气盛，齿更发长，28 岁发质最好，35 岁开始脱发，42 岁开始发白；男子 8 岁，肾气实，发长齿更，32 岁发质最好，40 岁肾气衰，开始脱发，48 岁开始鬓发白。《黄帝内经》的意思是说，头发的质量是由肾气决定的，然而，现代医学说，头发是由基因决定的。不管头发的命运由谁来定，人的命运有时候是由头发决定的。

西汉时有个女子叫卫子夫，一头绝伦秀发，她算得上是历史上因秀发得宠的第一人。卫子夫原本出身寒微，是一个大户人家的仆人。《汉武故事》记载："上（汉武帝）见其发美，悦之，遂纳于宫中。"后来一直被冷落。有一天，汉武帝做了一个梦，梦见卫子夫的庭院里长了一棵梓树（古人以梓树象征子嗣），于是，当天宠幸卫子夫，卫子夫一下就怀了孕，结果受宠几十年。有人感言，若不是盈足的肾气哪来这般"孕气"。东汉天文学家张衡在《西京赋》中曾这样总结："卫皇后兴于鬓发之美，赵飞燕得宠于体态轻盈。"

美国浪漫主义诗人亨利·华兹沃斯·朗费罗（1807—1882），在《奥拉夫国王选粹》中说："即使是20头公牛也不能让我移动分毫，但美女的一根秀发却能将我牵动。"

现代人思虑多、压力大、欲望强，很难保全肾气，所以，头发容易出现各种各样的问题。好在有的是办法来弥补。最简单的办法是染发。染发可以染出个性，但改变不了肾黑的颜色。要想让发质亮丽一些，有一个办法，就是恪守肾的"封藏蛰伏"之本。民间有个传说，深深地影响了我们的生活，那就是服用何首乌来治疗脱发和白发。这个故事说的是一个叫田儿的男子，58岁了还无子，后来在一位长老的建议下，他把一味奇特的植物研成细末，用一小盏酒送服。数月后身体强健，多年旧疾皆愈，发质乌黑，十年之内生了好几个儿女，田儿因此改名为"能嗣"。后来他让其子延秀服用这种植物，延秀生了首乌，活了160岁，首乌服后，亦生数子，130岁时头发依然乌黑亮丽。后来，人们以能嗣孙子的姓名命名了这味神药——何首乌。这个传说显然把何首乌的作用夸大了。不过《本草纲目》记载：此物气温味苦涩，苦补肾，温补肝，能收敛精气，所以能养血益肝，固精益肾，健筋骨，乌发，为滋补良药，不寒不燥，功在地黄、天门冬诸药之上。

不管肾精藏得有多深，头发经常反映着它的深度。

℃ 肾 虚

骨头是身体最坚硬的东西，它支撑着我们的身体，使我们能够站立起来，并让我们的身姿刚劲挺直，这是骨的特点，或称为骨气。骨骼是肾气聚集最致密的组织。中医讲，肾主骨，通俗点理解就是骨头不硬朗了可能是肾虚了。中国中医科学院鞠大宏研究员通过补肾对成骨细胞环氧合酶（COX－2）和 mRNA 表达的影响进行观察，发现了补肾治疗骨质疏松症的一种机制。这是从科学角度解释肾虚对骨骼的影响。沿着这个思路，通过补肾来防治阿尔茨海默病（痴呆）的研究也如火如荼，因为，中医讲肾不仅主骨，而且生髓。《灵枢·海论》说"脑为髓之海"，所以，中医的逻辑是补肾就是补大脑。当然，阿尔茨海默病不论中医还是西医，都治不了。阿尔茨海默病本质上是无法抗拒的衰老症，但是，按照《素问·上古天真论》上讲的肾气与年龄的衰老原理，补肾是可以延缓衰老的，那么补肾延缓阿尔茨海默病便可以自圆其说。

肾似乎总是虚的，很少有实的时候。许多情况导致了肾虚，受惊吓也可能导致肾虚。尿的排泄是由肾掌控的，小儿尿床，大人遗尿，都是肾虚的表现。中医讲"惊恐伤肾"，所以有句俗语说"吓得屁滚尿流"。有一种传统的观念，男人的肾是因女人而虚的，清代沈嘉树妻妾成群，纵欲过度，弄得个精枯肾亏，缠绵床褥。晚年他写了本《养病庸言》告诫男人们爱女人的身体，别忘了也要爱自己的身体。男人经常因女人而虚，女人也会因男人而虚。女人属阴属水，男人属阳属火，阴水若得不到阳火的温养，便会早早地虚衰。

对中国人来讲，肾虚总是和阳痿连在一起。这源于《黄帝内经》，后来让孙思邈、张景岳等演绎得至信至真。其实，中国最早的医书《马王堆帛书》对阳痿的描述非常到位，即使今天来看也很有参考价值。书中用"不大""不坚""不热"来形容阳痿，并认为不大的原因在"肌"，不坚的原因在"筋"，不热的原因在"气"。在《马王堆帛书》时代，西方人也讲"气"，认为性兴奋与呼吸之气有关，阴茎的逆行充气让它由小变大。当然，虽然在同一个时代，西方人气的概念和东方人不同。按《医心方》的意思，"不热"之"气"是指心神之气，心气有了问题，就会出现"不热"。按照中医理论，"肌"是由脾所控制的，脾气健，则肌肉强；"筋"是由肝所控制，肝气舒，则筋经坚。可见阳痿与心、肝、脾都有关系。

比《马王堆帛书》还要早1000多年的《纸莎草书》文里说：人体里有鬼，就会阳痿。3500年前，只知道有鬼，但不知鬼是什么。现在我们知道了一些，这个鬼可能是心理的不安、紧张、焦虑，或罪恶感等。也许还真的有"鬼"。按照上帝的说法，阳痿是为了惩罚有罪的男人的。就像生小孩，原来是男女双方的事，但上帝为惩罚夏娃偷吃伊甸园的禁果，让女人有了分娩之痛。亚米比勒王想占有先知亚伯拉罕的妻子撒拉，犯了罪，但是，亚比米勒王是敬畏神而有良知的，他是因为听到了错误的信息才要占有撒拉，所以上帝不想让他死，只是让他阳痿了。神话和神的故事是从另一个角度表达了一种神的意愿。

补肾壮阳

这是一个阴盛阳衰的时代，生殖能力的下降诠释了肾虚的社会生物特征。男人们要找回自信需要壮其阳气，于是，一些古老的说法一直吸引着人们的注意力，那就是"吃什么补什么"。据说长得像阳具的东西可以壮阳，所以，动物的肾、鞭都成了补肾的佳肴，中国人吃起来既满足了食欲，也满足了性欲。但是，在国外这是一条很尴尬的学说，无论从感性还是理性上都令人无法接受。尽管他们可能也知道，动物的阳具里会有更多的睾酮。睾酮不仅在男人性功能方面发挥着作用，据说也影响着政治、色情和暴力，许多神经反射受睾酮的调控。不管你信不信传统的食品壮阳术，《饮膳正要》记载：延祐年间，元仁宗打败了沙皇的军队，常年的辛苦征战让他得了阳痿，御医忽思慧用配制的"羊肾韭菜粥"治好了他的痿症。在中国，肾不仅仅是一个生理器官，也是一个文化器官，一种征象、一种愿望。

肾文化，骨子里透着欲望。在大量的动物肾器官被消费在餐桌时，道士炼的"丹药"也被用来补肾壮阳。历史上许多人迷信"炼丹术"，但是据记载，一些长期服用这些壮阳丹药的达官贵人，不但没能补肾，反而肾虚而亡。

《神农本草经》最早记载了白石英、巴戟天、石斛、肉苁蓉、五味子、蛇床子、桑螵蛸、阳起石、淫羊藿等十几味中药有补肾壮阳的作用，最有意思的一味中药叫"淫羊藿"。据说在中国的川西北地区，山羊有频繁交尾的现象，一直不知道是什么原因，写《本草经集注》的陶弘景发现，这些羊是因为吃了当地一种像豆叶的叫"藿"的植物后，出现了这种频繁交配的现象，于是后来给这种植物起了个学名——淫羊藿。现在对淫羊藿的一些科学研究显示，它有一定的补肾壮阳作用。但是，并不是所有的阳痿都是肾虚。《杂病源流犀烛》中说：不得志的人，肝失疏泄，可以导致阳痿不起。清朝有个医家叫林佩琴，他开始想从政，屡试不中，后来当了一名出色的医生。他谈到阳痿时说：伤思虑者，心脾郁结，阳事不举。看来一个肾，承载不了那么多的雄壮之举。

我们补了两千年的肾，肾似乎越补越虚，倒是一个治疗心脏病的药物——伟哥，拯救了男人的"肾虚"。伟哥原本是用来治疗心血管病的，在试验过程中意外发现它可以壮阳，其效力仿佛男神普里阿普斯重回人间。这是一次用"心"补回的"肾"。过去人们只是发现性功能障碍是心脏病的一个早期信号，现在医学也证实心血管疾病、衰老及睾酮水平低的动物模型中都缺少一种叫氧化亚氮合成酶的物质，这种物质活性的降低被认为是发生阳痿的一个机制，这是我们现在对阳痿的认识所能达到的程度。尽管我们对阳痿的生物学特性有了一些认识，然而，自19世纪以来，阳痿是心理性疾病的观点一直在影响着人们对阳痿的看法，至少有一部分阳痿可能是精神与物质相矛盾的结果。

精神改变了化学，从另一个视角看，肾虚或许是一个民族概念病症，有些肾虚其实是"心虚"。

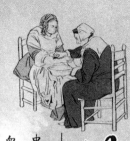

放血疗法三千年

中国人熟悉放血疗法，因为它是针灸的一部分。其实，放血疗法更是世界医学的一部分。

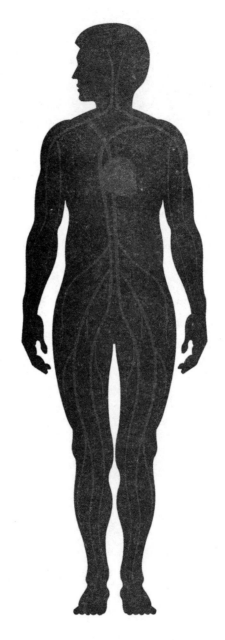

生命的河流

谁发明了放血疗法

血是从血管里出来的，血管就像大地
上的河流，大河流过的地方孕育了文
明，也起源了放血疗法。

从古埃及到古希腊

血是从血管里出来的，血管就像大地上的河流，大河流过的地方孕育了文明，也起源了放血疗法。大约在公元前 3500 年，放血疗法同时出现在有大河文明的地方。埃及的尼罗河、美索不达米亚地区的底格里斯河和幼发拉底河、印度的印度河，更不用说中国的黄河，它们是地球上的"天河"，闪耀着宇宙的光芒。

在破译被古埃及医生称为"圣书体"的符号文字中，"swnw"的意思是指用箭一样的东西来给人治病，其中就有放血的方法。这是记录史前文明最早的文字。为什么选择了放血？我们对此有着非常唯物的解释：比如先人们身体的某个部位偶尔被刺后，血流了出来，在人们感到恐惧的同时，身体上的某种病痛改善了，于是，人们对流血除了恐惧外，还有了另一种体验，它可以减轻痛苦。与割腕来释放心灵的绝望不同，放血真的在那个时代起到了治疗的作用。

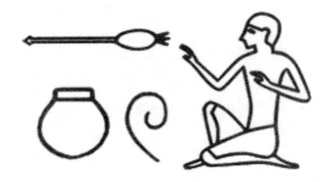

古埃及医生的"圣书体"符号文字，左上为刺血工具

　　所有人类早期的医学有个共同的特征，那就是对巫术的崇拜，巫师认为疾病是魔鬼附身。在哲学、医学没有分家之前，巫师是一个崇高的职业。如果用现在的眼光来衡量那个时代的巫师，他们都是"骗子"，而其实他们都在用不得已而为之的"暗示术"来帮助人。

　　比起五花八门的巫术，美索不达米亚平原上的放血术可谓向着"理性"迈进了一步，他们认为放血可以驱除附身的魔鬼。然而，魔鬼是附着在心里的，要祛除心里的魔鬼，如果用"割心术"的话，恐怕在祛除魔鬼的同时，人也不复存在了。

　　在印度古老医学里对人的生理有个说法，似乎让放血术听起来更有道理一些：人的健康是由气、胆、痰这三种体液的平衡来维持的，它们之间的不平衡会导致血液的失调，于是放血被认为是一种有效的方法。除了用利器来放血，印度人还继承了埃及和叙利亚人用水蛭来放血的方法，他们认为，水蛭能"分辨"出坏血和好血。其实，印度人说的水蛭的分辨能力，不过是它在吸食血的过程中，通过口腔释放出的抗血凝素发挥的溶血和扩张血管作用罢了。

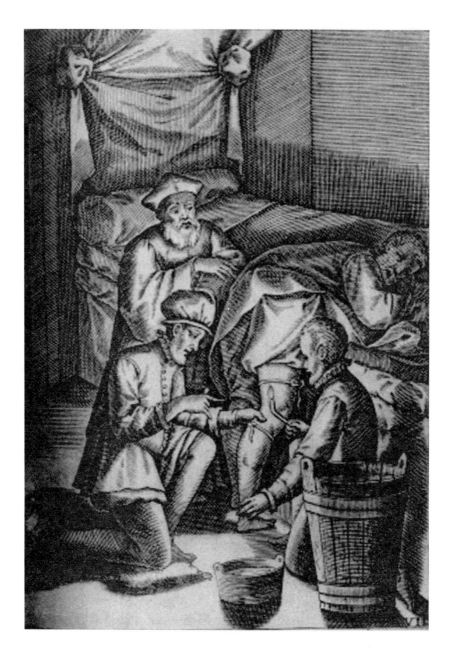

1525 年罗马的一幅放血疗法版画

放血疗法从尼罗河和底格里斯河流到了古希腊和古罗马后，逐渐发展成为一门时尚医学，也成为一种最流行的保健医学，其鼎盛时期不亚于 2010 年中国人喝的绿豆汤。

如果要追溯现代西方医学的鼻祖，希波克拉底（Hippocrate，约前460—前360）无疑是最响亮的名字，尽管他被指责烧毁了克斯岛的一个医学图书馆，但是他留下的著作仍然成了西方医学的奠基石。在他看来，疾病不是一个局部现象，而是整个机体的四体液，即血液、黏液、黑胆汁、黄胆汁平衡的紊乱，通过放血、催泻及调节饮食等方法可以帮助人体自然痊愈。这位医学之父的实践格言是："药物不能治愈，就用刀；刀不能治愈，就用火；火不能治愈，那就是不可治愈的病。"这其中的用刀，就包括切开静脉放血。从此，这位西方"医学之父"也成了放血疗法的倡导者。

从盖仑到上帝

放血疗法在西方的流行还与另一位伟大的医学家有关，他就是盖仑。盖仑是一个忘我工作的人，他在解剖学、生理学、治疗学上的成就，在 16 世纪以前无人能比。在大多数医生认为解剖学是用来指导手术和处理外伤时，盖仑已经用他的解剖学研究来解决大的哲学问题，比如，他证明了声音是由喉部神经控制的，思维是大脑之本。如果造物主是完美的，那么，人体的每一个结构都有它恰当的功能，这是盖仑研究的信仰，也是他表达对"上帝"的敬意的方式。正因如此，盖仑成了中世纪的"医学教皇"。盖仑对放血疗法的推崇在《治愈的方法》等著作中做过这样的阐明：放血疗法几乎适用于任何一种疾病，包括出血和虚弱的人。放血疗法不仅仅是治疗痛风、关节炎、眩晕、癫痫、抑郁、眼病等大病的优选疗法，更是预防疾病的主要手段。盖仑非常热衷于放血，在特定情况下，他推荐每天要放 2 次血。妇女在健康方面的一些优势，在盖仑看来是她们通过月经把多余的血排了出去，这是"上帝"对妇女的眷顾。这样看来，一些适度的鼻子出血、痔疮是否也可能有健康保护的作用？

基督教提倡在"圣人节"放血是一件有益的事。不知道在一个特殊的日子里放血这个灵感来自哪里，上帝的意思是要让基督教的仪式显得神圣，还是要彰显放血的保健作用？也许与耶稣被钉在十字架上流出的圣血有关。耶稣是上帝的儿子，他的血是圣血，能拯救世人；普通百姓的血是俗血，只能自救。但不管怎样，在放血这件事上，宗教的人文关怀和历史上的医学家异曲同工。

不只是基督教，伊斯兰教的信徒也倡导在发热时放血。远在南美的玛雅，有一种叫作"Tok"的针刺方法，就是放血疗法。放血在人类的早期文明中是一个不约而同的集体动作。

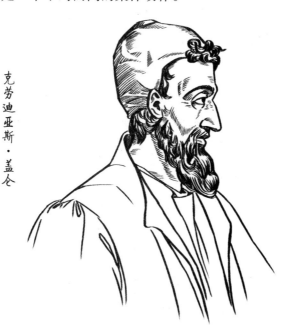

克劳迪亚斯·盖仑

从理发师到外科医生

当放血成为民众的一种保健方法时，它就不再是医生的专利。1163年罗马教皇亚历山大三世让放血疗法走进了民间。于是，理发店成了放血疗法的主要场所。理发师用的刀和人们对放血的热需，把理发店的师傅变成了最著名的外科专家，谱写了一段有意思的西方医学史。其中标志性的人物就是16世纪的法国理发师帕雷（1510—1590），他后来被誉为"外科医生之父"。

外科学是从理发店走出来的。这里我们举两个传承下来的事件：一个是放血工具，为了规范放血疗法，理发师们发展了一整套的放血操作规程和工具，放血疗法用的双刃刀具被命名为"柳叶刀"，英国著名的医学杂志 Lancet（《柳叶刀》）就是取自放血用的刀名。另一个是传统的理发店标志，我们今天从理发店红、蓝、白条纹相间的柱状标志，可以感受到当年的理发师是如何喜欢放血。红色代表流动的动脉血液，蓝色代表流动的静脉血液，而白色代表止血用的绷带，圆形柱是放血时病人要握着的那个东西。这是一个生动的放血疗法广告，它立在每一家理发店的门前。新医学崛起后，放血疗法消失了，但那根红蓝白相间的柱子一直立着，成为理发店的标志。写到这里，我突然联想起如今风风火火的针灸热，虽然人们不再去理发店放血了，但理发店、美容院里的拔罐、刮痧火了。难道这是轮回？

放血疗法发展到15世纪可谓是"天人合一"。在1408年的一张放血疗法图上，标注了身体每个部位与十二宫图之间的关系，放血疗法和占星术的结合，使原本简单的放血变得精细而玄妙。放血要根据机体部位对应的星座，选择特定的时间和特定的部位来进行。这种演绎带着人性的特点，带着对超自然力量的向往。

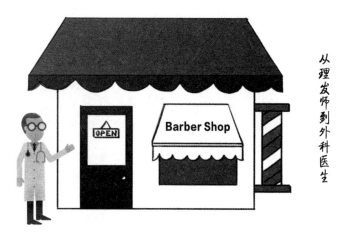

从理发师到外科医生

准确地说一直到 20 世纪初，在近 800 年的时间里，上到法国国王路易十五，下到平民百姓，几乎都把放血疗法看成了医学和保健的标志。许多健康人每年也定期放几次血，老百姓家中放血的器物可以作为传家宝传给后人，商人饲养的水蛭可以带来财富。

放血疗法真的有效吗

任何时代的任何一种医学都不是完美的。20 世纪前，纵然放血疗法没有疗效，那么，有疗效的医学又在哪里呢？

👣 华盛顿之死

1799 年 12 月 12 日，68 岁的美国第一任总统乔治·华盛顿骑马巡视种植园回来，感到喉咙疼痛，第 3 天病情加重，呼吸困难。华盛顿深信放血，他的私人医生也深信放血的作用，于是，连续数次放血，总量达到 2500 毫升的鲜血从华盛顿的血管里流了出来，华盛顿抬手给自己把了把脉，最后，他停止了呼吸。华盛顿的死给放血疗法打上了一个问号。

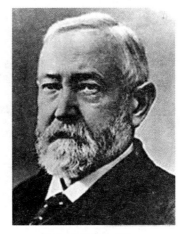

美国"医学之父"
本杰明·瑞师

为什么在总统身上能连续数次地大量放血？因为，给华盛顿放血的医生是美国"医学之父"本杰明·瑞师的学生。本杰明 14 岁就从普林斯顿大学的前身新泽西学院毕业，他创立了美国的医学教育体系，当时 3/4 的美国医生都是他的学生。美国《独立宣言》上唯一留下名字的医生就是这位大力推广放血疗法的本杰明。

由于美国费城与西印度群岛兴盛的奴隶买卖有着密切的关系，黄热病在 18 世纪经常光顾这个港口城市，1794 年和 1797 年费城流行的黄热病让放血医学家本杰明吃了一场官司。那次黄热病流行很厉害，每天都有上百人排队等候本杰明为他们实施放血疗法，于是出现了"血流成河"的壮观场面。一位英国记者对此产生了怀疑，并跟踪了这一事件，发现经本杰明治疗的病人死亡率较高，于是他发表文章说本杰明和他的学生们为人类人口的减少做出了突出贡献。本杰明的权威遭到了质疑，他将这位记者告上法庭，最后法律给这位记者开出了高额的罚单，本杰明仍是抗击传染病的功臣。

对放血疗法的质疑

在记者事件后，又有一位英国医生，名叫亚历山大·汉密尔顿，他采取比那位记者更科学的手段研究放血疗法。他把366名患病的士兵平均分成3组，有一组接受放血疗法，另外2组接受其他方法治疗，其余条件3个组基本相同。研究结果是：不放血的2组分别有2例和4例病人死亡，而接受放血疗法组死了35例。然而，不知什么原因，这一充满勇气的研究做完了，但是论文一直没有发表。

英国人的两次质疑都不了了之。这时候，法国人来了。19世纪初，法国医生发表声明，称放血疗法对治疗肺炎和发热性疾病完全无效。不仅没有效，一个叫皮埃尔·路易的医生发表了他7年时间对近2000名病人的临床观察，发现放血疗法明显增加了病人的死亡率。

人们对放血疗法的信念开始动摇了，但是19世纪放血疗法仍在流行，并且达到鼎盛。仅1833年，法国就进口了4150万条用于放血的水蛭，由此我们完全可以理解：为什么以前欧洲医生有个绰号叫"Leech"，Leech就是水蛭的英文拼写。

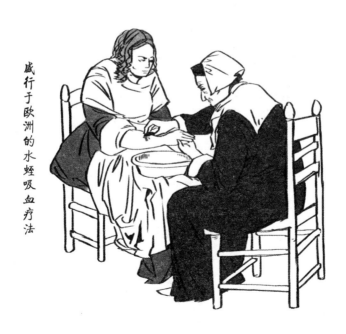

盛行于欧洲的水蛭吸血疗法

任何时代的任何一种医学都不是完美的。20 世纪前，纵然放血疗法没有疗效，纵然放血疗法增加了死亡率，那么，有疗效的医学又在哪里？所以皮埃尔·路易没能阻止得了放血疗法的流行。直到罗伯特·科赫等一批医学微生物学家出现时，这个流行了上千年的疗法才终于退出了欧美主流医学的舞台。因为，人们找到了更好的治病方法。

但是，放血疗法并没有消亡。

放血疗法和刺络疗法

> 盖仑说：血是人体产生的，经常"过剩"。岐伯说：血是十分宝贵的，人之生命也。

阿伦·格登的故事

事实上，早在 1628 年，哈维对放血疗法就提出了强烈的质疑。放血疗法之所以有顽强的生命力，主要来自它的实用性价值。今天放血疗法虽然淡出了西方主流医学，但仍然活跃在"补充医学"的舞台上，它对某些病症或某些特定的需求仍在发挥作用。

对放血疗法的研究证实，它有一定程度的消除炎症、降低体温、减轻心脏负担、激发免疫力等作用。完全否定放血疗法，把放血疗法的作用简单归结为"应激反应"未免有些太过绝对。

阿伦·格登，一位长跑爱好者，在准备参加"横穿撒哈拉沙漠马拉松赛"之前出现乏力、膝疼，经过医生诊断确诊为"血色素沉着症"。这个病缘于血液中铁元素含量过高。过量的铁在身体内堆积，对关节和脏器造成伤害，严重者会因心脏衰竭而死亡。

治疗这个病最简单的办法就是定期放血。格登就是在这个方法的治疗下，机体达到了新的平衡。2006年4月，他跑完了"沙漠马拉松赛"。格登坚持放血治疗的根据是1996年科学家找到了这个病的基因。这个位于第6号染色体上的基因被命名为 HFE，该基因对应的蛋白质能与人体细胞表面的铁蛋白受体结合，从而影响铁元素在身体里的正常代谢。

欧洲人对放血术迷信这么长的时间，可能还有个原因。大约有1/8的欧洲人带有 HFE 基因，纯西欧人种中这一比例甚至高达25%以上，据统计，大约每200个欧洲人中就有一个"血色素沉着症"者。进一步的研究还显示，女性血色素沉着症发病较晚。每月一次的月经解释了为什么她们的病情往往要等到绝经后才会显现出来。

类似的例子让科学家重视铁元素在抵抗病菌中的作用，细菌的生存离不开铁，铁是细菌繁殖的粮食。因此，如何给细菌断粮是防止感染的"釜底抽薪"之策。生物在进化过程中都具备这种策略上的设计，比如鼻孔、口、生殖器等缺乏皮肤保护的地方，都会有大量螯合物，它防止铁被细菌所利用。

人们不愿意完全放弃放血术的原因是，放血疗法除了确实能在某种程度上抵抗一部分细菌感染外，对改善血液黏度、提高血液通过毛细血管的速度有一定的帮助外，还对一部分高血压、术后发热等也有一定的作用。然而，对于中医来说，把用刀子切开静脉放血变成用三棱针刺络放血，更是趋利避害的选择。

盖仑与岐伯的不同

人类大部分时间的医疗实践，不论从内容还是方法上，都是基本一样的。只是大约在两千年前时，由于受不同文化的影响，医学发展分叉了。西方的医学教皇盖仑说：血是人体产生的，经常"过剩"；放血适合于任何病人，包括出血和虚弱的病人。盖仑的观点深深影响了西方放血疗法的风格，于是理发店的剃头刀变成了放血刀，把沿着静脉切开的放血疗法美其名曰"静脉呼吸"，既然是呼吸，自然是口子越大越好，量越多越好。

就在医学分家的时候，幸亏中国的医圣岐伯说了：血是十分宝贵的，血气者，人之生命也。既然是宝贵的东西就不能大量流失，更不能随便释放。所以，《黄帝内经》说："刺络者，刺小络之血脉也。"《黄帝内经》里讲的刺络疗法实际就是中国式放血疗法。中国式放血是"菀陈则除之，出恶血也"（《素问·针解》），是"血有余，则泻其盛经出其血……视其血络，刺出血，无令恶血得入于经，以成其疾"（《素问·调经论》），是"久痹不去者，观其血络，尽去其血"（《灵枢·寿夭刚柔》）。总之，刺络疗法是有的放矢的。

从"刺小络之血脉也"，可以看出岐伯的放血术与盖仑的观点不完全一样。不仅是在放血量上的不同，而且岐伯的放血术是在一套完整的经络腧穴理论和辨证施治理论指导下进行的，有严格的禁忌证和适应证。

结 语

放血疗法曾经多么的受推崇，然而今天已经退出了主流医学的舞台。几个世纪以后，人们会不会像对待放血疗法一样来看待今天的主流医学？美国哈佛大学医学院院长伯维尔曾对他的学生说过："在十年内，你们现在学习的知识有一半将会被证明是错的，更糟糕的是，我们无法知道哪一半是错的。"也许，医学的宿命就是这样。